Dr Gaston DROUET

DE L'UNIVERSITÉ DE MONTPELLIER
VÉTÉRINAIRE MILITAIRE

ÉTUDE DE PATHOLOGIE COMPARÉE

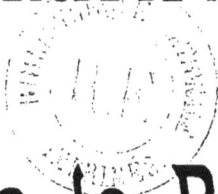

De la Botryomycose

MONTPELLIER
IMPRIMERIE CENTRALE DU MIDI
(Hamelin Frères)

—

1902

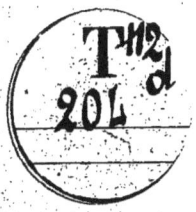

DE

LA BOTRYOMYCOSE

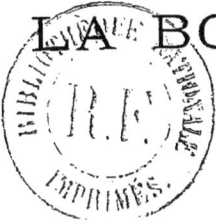

DU MÊME AUTEUR

A PROPOS DU TRAITEMENT DE LA GALE FOLLICULAIRE DU CHIEN. — (En collaboration avec M. GUINARD), *Journal de médecine vétérinaire et de zootechnie*. Octobre 1892.

LUXATION DU TENDON DU FLÉCHISSEUR SUPERFICIEL DES PHALANGES (PERFORÉ) — *Journal de médecine vétérinaire et de zootechnie*. Décembre 1892.

SUR LA PLEURÉSIE UNILATÉRALE DU CHEVAL. — (En collaboration avec M. FRANÇOIS). Communication à la Société vétérinaire de la Marne. Séance du 22 juillet 1894.

CONTRIBUTION A L'ÉTUDE DE LA PLEURÉSIE UNILATÉRALE CHEZ LE CHEVAL. — (En collaboration avec MM. FRANÇOIS et BARBIER). *Recueil de médecine vétérinaire*. 15 octobre 1897.

SUR LE PANSEMENT DU GENOU COURONNÉ. — Communication à la Société de médecine vétérinaire du Lot-et-Garonne. Séance du 4 juin 1900.

AU SUJET DU TRAITEMENT DES AFFECTIONS EXTERNES DU GLOBE OCULAIRE. — Communication à la Société de médecine vétérinaire du Lot-et-Garonne. Séance du 18 septembre 1900.

DÉCHIRURE DE L'UTÉRUS GRAVIDE SANS LÉSIONS DE LA PAROI ABDOMINALE. — (Essai de pathologie comparée). *Recueil de médecine vétérinaire*. 15 novembre 1901.

COLIQUES PAR SURCHARGE ALIMENTAIRE CHEZ LE CHEVAL AYANT DURÉ 18 JOURS. — DÉCHIRURE DU GROS COLON. *Répertoire de police sanitaire vétérinaire*. 15 janvier 1902.

DE

LA BOTRYOMYCOSE

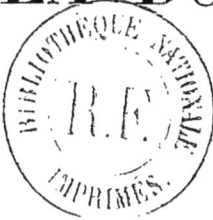

PAR

Le Docteur G. DROUET

VÉTÉRINAIRE MILITAIRE

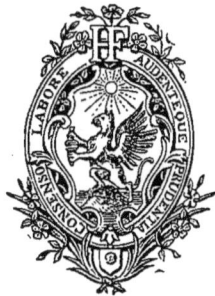

MONTPELLIER
IMPRIMERIE CENTRALE DU MIDI
(HAMELIN FRÈRES)

1902

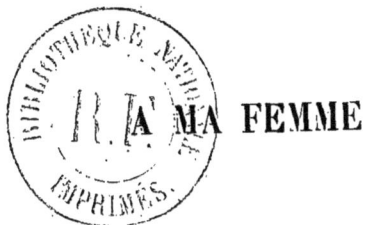

À MA FEMME

G. DROUET.

AVANT-PROPOS

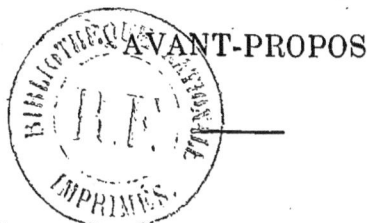

C'est déjà pendant notre séjour à l'École vétérinaire de Lyon, et sous l'impression du puissant enseignement qui y était donné, que nous avons eu l'idée de compléter nos connaissances par l'étude de la médecine humaine.

Les hasards seuls de la vie militaire nous ont empêché de mettre plus tôt notre projet à exécution ; c'est à Montpellier que nous avons pu le voir se réaliser, et mener à bonne fin nos études médicales à peine ébauchées à la Faculté de Lyon.

Nous sommes heureux et fier d'adresser, à tous nos maîtres de l'École de médecine de Montpellier, nos plus sincères remerciements pour leur accueil si sympathique, et l'extrême bienveillance qu'ils nous ont constamment témoignée. Notre seul regret est de ne pas avoir pu, par suite des exigences de notre service, suivre plus assidûment leurs savantes leçons, dont nous nous plaisons à reconnaître la haute portée à la fois scientifique et philosophique.

Nous adressons des remerciements personnels à MM. le professeur Forgue, qui a bien voulu, après nous en avoir indiqué le sujet, accepter la présidence de notre thèse, et qui nous a toujours porté un si grand intérêt ; le profes-

seur Rodet, qui nous a accueilli si complaisamment dans son laboratoire et nous a permis de nous perfectionner un peu dans la technique bactériologique ; le professeur Bosc, qui nous a prêté un précieux appui ; les professeurs agrégés Vires et Jeanbrau, qui ont été pour nous, non seulement des maîtres, mais encore et bien souvent des conseillers aimés et écoutés ; le professeur agrégé Galavielle, qui nous a sûrement guidé dans nos travaux au laboratoire de bactériologie.

Mais il est un devoir, pour nous, bien agréable à remplir, c'est de jeter un regard en arrière, et de rendre un hommage respectueux à nos anciens maîtres de l'École vétérinaire de Lyon, en particulier à MM. les professeurs Arloing et Galtier, et à M. le professeur A. Faure, au laboratoire duquel nous sommes resté attaché comme préparateur pendant notre séjour à l'École.

Nous avons eu la bonne fortune de débuter dans la carrière militaire sous la direction de M. le docteur G. Prieur, aujourd'hui vétérinaire principal de l'armée. Nous sommes heureux de lui témoigner toute notre gratitude en souvenir de ses bienveillants conseils ; c'est lui qui nous a appris à aimer une profession à laquelle nous resterons toujours profondément attaché.

M. le vétérinaire Conte, chef du service sanitaire départemental de l'Hérault, a été pour nous un ami sincère, au savoir et à la complaisance duquel nous nous faisons un plaisir de rendre hommage.

INTRODUCTION

Les auteurs qui ont étudié la botryomycose sont arrivés à des conclusions différentes sur la nature de l'agent pathogène cause de la maladie, et sur le processus pathologique qui engendre les lésions.

Ces divergences d'opinions n'ont encore fait que s'accroître lorsque Poncet et Dor ont signalé les premiers cas de botryomycose humaine, et ont voulu identifier cette dernière à la botryomycose équine.

Mais si les recherches ont été relativement assez nombreuses, aucun auteur ne s'est attaché à faire une étude d'ensemble de la maladie, à en décrire la nature, les symptômes cliniques, les lésions, etc., chez les animaux et chez l'homme, à condenser en un mot, à faire un tout homogène des différents travaux épars dans un grand nombre de publications.

C'est le but que nous nous sommes proposé dans notre modeste travail. Nous faisons l'étude de la maladie chez les animaux et chez l'homme, et nous pensons que ce rapprochement, véritable essai de pathologie comparée, pourra avoir quelque utilité, et servira tout au moins à se faire une idée plus exacte de l'affection.

Nous faisons toujours précéder dans nos différents chapitres l'étude de la botryomycose humaine par celle de la botryomycose du cheval; c'est chez cet animal, en effet, qu'elle est depuis le plus longtemps étudiée, et par conséqueent le mieux connue.

De l'ensemble des faits observés, nous tirons les conclusions qui nous paraissent le mieux être la conséquence de notre étude.

Après avoir rappelé l'historique de la maladie, nous étudions aussi complètement que possible la bactériologie et l'étude expérimentale. Dans l'étude clinique chez l'homme, nous donnons d'une façon résumée les observations publiées dans les principales revues. Dans le chapitre consacré à l'anatomie pathologique, nous faisons ressortir les résultats fort dissemblables des examens auxquels se sont livrés les auteurs dont nous donnons les diverses opinions.

L'étiologie, le diagnostic, le pronostic et le traitement ont été traités en leur donnant également tous les développements nécessaires.

Nous nous sommes enfin attaché à faire une bibliographie des plus complètes; nous avons réuni sous forme d'index tout ce qui a été écrit et publié sur la botryomycose.

DE

LA BOTRYOMYCOSE

CHAPITRE I

HISTORIQUE

On désigne sous le nom de *botryomycose* une infection caractérisée par la production de néoformations inflammatoires, à localisations variées, pouvant se généraliser chez certains animaux, observée d'abord chez le cheval, puis chez le bœuf, le porc et enfin chez l'homme. Le développement de ces néoformations paraît dû à la présence d'un microcoque particulier, le *botryocoque*.

C'est l'étude, chez le cheval, de la néoplasie désignée en médecine vétérinaire sous le nom très ancien de *champignon de castration* ou celui plus récent de *funiculite*, qui a suscité les premières recherches sur la *botryomycose*.

Le développement du champignon nous paraît aujourd'hui intimement lié à une infection secondaire de la plaie de castration, mais la pathogénie en est pendant longtemps restée fort obscure; avant l'ère microbienne, les vétérinaires en attribuaient la formation à toutes sortes de causes banales, sans présumer celle qui joue non pas peut-être le seul, mais tout au moins le rôle le plus important : l'infection. Il suffit, pour s'en rendre compte, de lire l'article « Champignon », de H. Bouley dans le « Nouveau Dictionnaire pratique de médecine, chirurgie et hygiène vétérinaires », 1857, p. 440.

Ce n'est qu'en 1879 que Rivolta, trouvant dans un néoplasme du cordon testiculaire d'un cheval, opéré par Micellone, un mycromycète voisin de l'actinomyces bovis, soupçonna la nature parasitaire du champignon de castration.

Mais déjà, en 1869, Bollinger avait trouvé, dans des tubercules fibreux du poumon d'un cheval de dissection, un parasite dont il avait étudié les caractères morphologiques, qu'il avait pris pour une zooglée, qu'il avait appelée *zooglea pulmonis equi* et dont il démontra plus tard l'analogie avec le micromycète trouvé par Rivolta.

En 1882, Micellonne et Rivolta étudient le micromycète trouvé en 1879 par Rivolta et l'appellent *sarcodiscomyces equi*. En 1884, ce dernier auteur en fait une description plus complète, le différencie de l'actinomyces bovis et l'appelle *dyscomyces equi*.

La même année, Johne (de Stuttgard) fait connaître quatre cas d'une maladie particulière du cheval, déterminée par un parasite nouveau, et, sans oser affirmer qu'il se trouve en présence d'une affection non encore décrite, montre les différences qui existent entre le germe pathogène et l'actinomyces, et, au contraire, ses ressemblances avec un ascococcus déjà décrit par Billroth.

En 1886, Rabe publie quatre nouveaux cas d'une maladie semblable à celle signalée par Johne ; il décrit le parasite, l'isole, le cultive et reproduit expérimentalement les lésions chez le cheval.

En même temps, Johne, reprenant son travail de 1884, le complète, et estime que d'après la nomenclature de Cohn, on devrait appeler le microbe *ascococcus Johnei* ou *micrococcus ascoformans*, dénomination qui a prévalu en Allemagne.

En 1887, Bollinger reprend de nouveau l'étude du microbe qu'il avait le premier découvert en 1869 ; il considère comme un champignon l'amas muriforme qu'il trouve dans les lésions et l'appelle *botryomyces* (de βοτρυς, grappe, μυχης, champignon), désignant sous le nom de *botryomycose* la maladie qu'il détermine.

Vers la même époque, Johne observe dix nouveaux cas d'une affection semblable, qu'il appelle le *mycodesmoïde* du cheval ; il appelle le microbe le *botryocoque*.

En 1888, Kitt propose d'appeler le parasite *botryococcus ascoformans* de Bollinger, et *mycofibrome* la néoplasie qu'il détermine.

En 1889, Trevisan, rejetant les appellations usitées jusquelà, propose d'appeler le botryomices *bollingera equi*.

Malgré ces nombreuses appellations différentes, les noms de botryomyces et de botryomycose, proposés par Bollinger, en 1887, sont définitivement acceptés et employés presque exclusivement malgré leur inexactitude, le botryomyces n'étant pas un champignon inférieur, et la botryomycose n'étant, par conséquent, pas une *mycose*. On emploie cependant quelquefois l'expression de mycofibrome proposée par Kitt, en 1888, pour désigner la botryomycose localisée en une région quelconque du corps de l'animal ou même au cordon testiculaire.

Les observations et les travaux se rapportant à cette affection ont été nombreux, surtout en Allemagne, tout en restant du domaine exclusif de la médecine vétérinaire.

En France, on s'est relativement peu occupé de la question

jusqu'en ces dernières années ; c'est Soula qui a publié le premier cas de botryomycose du cheval en 1887.

La botryomycose humaine semble avoir été observée presque en même temps en France, en Allemagne et en Hollande. Ce sont MM. Poncet et Dor qui ont signalé les premiers cas en France, au Congrès de chirurgie de Paris, dans sa séance du 18 octobre 1897, et leurs recherches semblent antérieures à l'observation de Faber et Ten Siethoff, quoique celle-ci ait été publiée quelques mois avant leur communication au Congrès de chirurgie.

Depuis cette époque quelques travaux ont été publiés, surtout par l'École Lyonnaise, et la botryomycose, de même que l'actinomycose, semble avoir conquis une place, fort discutée c'est vrai, dans le domaine de la pathologie humaine.

CHAPITRE II

BACTÉRIOLOGIE

MORPHOLOGIE. — Les grains botryomycosiques ou *grains jaunes*, que l'on trouve dans le pus ou dans les néoplasies dont ils ont provoqué la formation, se présentent sous la forme de *granulations* jaunâtres, ayant une certaine ressemblance avec celles de l'actinomycose, et mesurant un demi-millimètre de diamètre.

Au microscope, on voit que ces *granulations* sont formées par l'assemblage irrégulier de petits *amas* primaires ayant l'aspect d'une mûre, de coloration jaunâtre, les *masses muriformes* dont les dimensions varient de 50 à 100 μ; la disposition en grappe, fort nette, de ces *masses muriformes*, leur a fait donner par Bollinger le nom de *botryomyces*.

Ces botryomyces, *qui ne se forment jamais dans les cultures*, sont entourés par une capsule hyaline à contours très nets (*asque* de Johne), anhiste, brillante et homogène, ne se colorant pas par les couleurs d'aniline ; ils sont constitués par la réunion de vingt à trente colonies de cellules globuleuses, sortes de microcoques, mesurant de 1 μ à 1 μ 5.

D'après Gedœlst, certaines colonies présenteraient une striation analogue à celle de l'actinomycose, causée non pas par la présence d'éléments en forme de massue, mais bien par la présence de sels calcaire, affectant une structure cristalline; cet aspect disparaît, en effet, par l'addition d'une goutte d'acide, en même temps qu'on observe un dégagement gazeux. C'est le microcoque obtenu dans les cultures ensemencées avec les masses muriformes ou le suc des tumeurs botryomycosiques que Johne a appelé le *botryocoque*.

Les botryocoques peuvent se grouper de façons fort différentes; on peut voir des monocoques disséminés, des diplocoques à cocci séparés ayant souvent une grosseur inégale et l'aspect d'une fève, mais ils présentent le plus souvent la disposition en grappe du staphylocoque pyogène doré, dont il est le plus souvent fort difficile sinon impossible de le différencier. Ces deux microbes, en effet, ont, d'après de Jong, un volume identique; ils se colorent par les mêmes méthodes et tous les deux prennent la Gram. Dans les cultures, ce parasite se présente sous l'aspect de microcoques, mesurant 1 μ environ, réunis en colonies englobées dans une capsule hyaline.

D'après Mary, l'examen microscopique est plus facile si l'on traite la préparation par une solution d'acide acétique à 1 ou 2 pour 100 ou par une solution de potasse caustique à 5 pour 100.

Modes de coloration. — Le botryocoque se colore facilement par les couleurs d'aniline, principalement par le bleu de Löffler, le violet d'Erlich, le brun de Bismarch, et il reste coloré par la méthode de Gram.

Cadiot et Almy conseillent, pour assurer le diagnostic, « de colorer au picro-carmin une gouttelette de pus et de l'examiner à un faible grossissement : les amas parasitaires teints en jaune apparaissent en nombre très variable, ordinairement sous forme de masses d'aspect muriforme, en baies de ronce, masses plus ou moins volumineuses formées de microcoques associés en zooglées, quelquefois sous celle de larges disques légèrement granuleux. »

Cultures. — Le botryocoque se cultive en bouillon, sur gélatine, sur agar et sur pomme de terre. A la température de l'étuve, entre 34° et 38°, la culture pousse plus rapidement qu'à la température ordinaire.

Cultures en bouillon. — Les cultures en bouillon n'offrent rien de particulier et ressemblent, en tous points, à des cultures de staphylocoque doré ; elles se troublent et une partie se dépose au fond du tube, sous forme de dépôt jaunâtre.

Cultures sur gélatine. — Sur les plaques de gélatine, dans les boîtes de Petri, les colonies offrent une coloration jaunâtre.

Sur gélatine peptonisée, les cultures forment des colonies arrondies, nettement délimitées, gris argenté, puis gris jaunâtre et présentent un reflet métallique ; la gélatine liquéfiée paraît à la surface saupoudrée de pollen ; les cultures dégagent une odeur aromatique rappelant l'odeur de fraises (Rabe) ; d'autres fois les colonies se montrent avec l'aspect de grains de sable en saillie sur le substratum (Kitt) ; c'est sous ce dernier aspect que nous les avons nous-même observées. D'après de Jong, le développement des cultures de botryocoque est beaucoup plus lent que celui des cultures de staphylocoque.

Si on fait un ensemencement *par piqûre*, il se forme une traînée blanchâtre ; dans la partie supérieure elle s'épaissit, se renfle en une sorte de bulle en forme de tulipe ou de calice, dont la strie d'ensemencement représente la tige ; la gélatine se liquéfie sur les bords de la piqûre (Rabe). Pour de Jong, ce phénomène ne serait pas constant et serait influencé surtout par la qualité de la gélatine et son point de fusion plus ou moins élevé ; il serait dû surtout au pouvoir liquéfiant du microbe, plus faible chez le botryocoque que chez le staphylocoque.

3

La *liquéfaction de la gélatine* est, en général, beaucoup plus lente avec le botryocoque qu'avec le staphylocoque, trois jours plus tard en moyenne. Dans les cultures par piqûre, la liquéfaction complète demande toujours un temps plus long, bien souvent plus d'un mois ; elle commence sur toute la longueur de la piqûre, comme pour le staphylocoque ; elle s'étend ensuite dans la partie supérieure pour produire la forme de tulipe. La gélatine liquéfiée reste claire et présente seulement quelques amas de coccus venant se rassembler à la surface. Ce phénomène n'est pas constant, et il peut arriver que la gélatine se trouble légèrement et prenne alors un aspect opalescent, rappelant les cultures de staphylcocoque (de Jong).

Cultures sur agar. — Pour Rabe, le botryocoque ne se cultiverait pas convenablement sur agar.

Pour Kitt, au contraire, l'agar est le milieu qui convient le mieux à ce microbe, et les cultures jaune orangé qu'on obtient sont identiques à celles de staphylocoque doré (Mary, de Jong). Kitt a noté des variations dans l'aspect des cultures, en rapport avec la température C'est ainsi qu'à 37° elles pâlissaient et avaient un aspect très différent du staphylocoque. Si elles étaient placées à la température de 30°, elles reprenaient leur coloration jaune.

La variabilité du pouvoir chromogène, sous l'influence de la température, a été également signalé par Dor. Si on ensemence le botryocoque sur agar à une température de 18 à 20°, il se développe des colonies orangées très belles au huitième jour. Si l'on ensemence un nouveau tube d'agar avec cette culture et qu'on le porte à l'étuve à 37°, il se développe rapidement et en abondance des colonies entièrement blanches. Une culture très colorée, développée à la température ordinaire (18 à 20°), portée à l'étuve à 37°, devient, dès le lendemain, presque aussi blanche que celles qui se sont développées à cette dernière température. Si l'on laisse à la température de 18 à 20° une culture s'étant au début développée à l'étuve, elle se colore et finit par devenir tout à fait orangée. Il y aurait donc développement d'une substance chromogène qui serait volatile ou décomposée à la température de 37°. Dor fait de cette variabilité du pouvoir chromogène un caractère très important pour différencier le botryocoque du staphylocoque.

Brault n'a pu arriver à constater ce phénomène, et nous-même ne l'avons pas observé dans les cultures que nous avons étudiées.

Cultures sur pomme de terre. — Cultivé sur pomme de terre, le botryocoque donne un enduit jaunâtre à odeur de fraises (Rabe, Mary), ressemblant complètement à des colonies de staphylocoque doré (de Jong, Mary, Kitt).

Cultures dans d'autres milieux. — D'après de Jong, les cultures dans le sérum de sang de veau, le lait, les milieux sucrés ne permettraient pas de différencier le botryocoque du staphylocoque doré. De même que ce dernier microbe, le botryocoque rend acides les milieux où on le cultive ; comme lui il ne présente pas la réaction de l'indol lorsqu'il est cultivé dans la solution de peptonate de Koch.

SPÉCIFICITÉ DU BOTRYOCOQUE.— La plupart des auteurs qui ont étudié des cultures de botryocoques, leur trouvent de grandes ressemblances au point de vue du développement, de la coloration, de la morphologie, des réactions, etc., avec celles de staphylocoque doré. Certains même les identifient complètement. C'est ainsi, que pour Kitt, le botryocoque ne serait pas autre chose qu'une variété de staphylocoque doré, ou une forme d'évolution de ce dernier.

Hell croit à l'identité complète entre le staphylocoque et le micrococcus botryogenes.

Mary identifie le botryocoque soit au staphylococcus aureus, soit au citreus ; dans certains cas, il pourrait y avoir association des deux derniers.

Pour de Jong, étant donné le peu de différences observées dans les cultures, il y aurait identité entre les deux microbes.

Cependant on trouve un certain nombre de différences dont l'aspect et la liquéfaction des cultures sur gélatine, l'odeur de celles-ci, la variabilité du pouvoir chromogène constituent les plus importants.

Nous résumons ci-dessous les caractères principaux qui permettent, au point de vue bactériologique, de différencier les deux microbes :

1° La formation de bulles en forme de tulipe ou de calice dans les ensemencements par piqûre sur gélatine se produirait normalement avec le botryocoque et très exceptionnellement avec le staphylocoque ;

2° La liquéfaction de la gélatine se produirait beaucoup plus rapidement avec le staphylocoque qu'avec le botryocoque. La gélatine liquéfiée est presque toujours troublée par le premier, tandis que le second ne la trouble que d'une façon tout à fait exceptionnelle ;

3° Les cultures de botryocoque se développent beaucoup plus rapidement que celles de staphylocoque ; les premières dégagent une odeur aromatique semblable à celle des fraises, tandis que les secondes, au contraire, rappellent l'odeur du lait aigri ;

4 La variabilité du pouvoir chromogène serait un caractère très important pour la différenciation des deux microbes.

Pour toutes ces raisons, beaucoup d'auteurs admettent que morphologiquement le botryocoque est une « bonne espèce » très voisine certainement du staphylocoque pyogène doré, mais il ne saurait être identifié à ce dernier, ainsi que le démontre l'étude expérimentale et notamment l'inoculation au cheval.

CHAPITRE III

ÉTUDE EXPÉRIMENTALE

Nous allons étudier, dans ce chapitre, les résultats fournis par l'inoculation de cultures de botryocoques à divers animaux d'expériences.

Souris. — Rabe ayant inoculé des cultures de botryocoque à des souris qui résistèrent, conclut que cet animal est réfractaire à l'inoculation.

De Jong vit, au contraire, mourir de septicémie les quatre souris qu'il avait inoculées.

Brault observa une nécrose complète du testicule après une inoculation dans le tissu de l'organe.

Cobaye. — Le botryocoque fait mourir les cobayes de septicémie (Rabe, Kitt).

Sur six inoculations sous la peau faites à des cobayes, de Jong obtint des abcès au point d'inoculation sur cinq de ces animaux ; le sixième présenta seulement un peu d'inflammation locale.

Sur trois inoculations intra-péritoniales, le même expérimentateur vit deux de ces animaux mourir de péritonite septique ; le troisième ne présenta qu'un abcès au point d'inoculation.

Reverdin et Julliard ayant inoculé à un cobaye une culture de botryocoque, provenant d'une lésion botryomycosique extirpée de la main d'une femme, observèrent l'abcédation d'un ganglion et la présence de grains jaunes dans le pus.

Brault obtint trois abcès dans les mammelles d'une femelle de cobaye, après inoculation intra-mammaire ; le pus renfermait des microcoques semblables aux cultures mères.

Lapin. — Après avoir fait cinq inoculations sous-cutanées au lapin, de Jong observa : deux morts par septicémie, deux abcès au point d'inoculation, le cinquième ne présenta qu'un peu d'inflammation au point d'inoculation.

A la suite de quatre inoculations intra-péritonéales, trois lapins moururent de péritonite septique, le quatrième ne présenta aucun symptôme.

Une injection intra-veineuse détermina une mort rapide par septicémie chez les deux lapins sur lesquels de Jong la pratiqua.

Chien. — Le chien paraît assez bien résister à l'inoculation d'une culture de botryocoque. Sur trois inoculations sous la peau faites par de Jong, il y eut un abcès chez un animal, un léger œdème inflammatoire au point d'inoculation chez un autre ; le troisième ne présenta aucun symptôme.

Baracz obtint un abcès par inoculation sous la peau.

Chat. — Le même auteur ayant inoculé à la paupière de deux chats quelques gouttes d'une culture de botryocoques, provenant d'une lésion humaine, obtint simplement des abcès.

Mouton. — Tantôt le mouton meurt de septicémie, tantôt, après un œdème inflammatoire au point d'inoculation, il y a nécrose étendue de la peau autour du point inoculé (Rabe).

Oiseaux. — Des pigeons et des canards inoculés par Kitt moururent rapidement après avoir présenté un œdème au point d'inoculation ; il y avait congestion de l'intestin et hémorragie des grandes séreuses.

De Jong n'a jamais trouvé de grains jaunes dans le pus des abcès développés au point d'inoculation, mais il a remarqué qu'à dose égale le botryocoque paraissait plus virulent que le staphylocoque ; ce dernier microbe produisait seulement un peu d'inflammation localisée au point d'inoculation, alors que le premier provoquait la formation d'abcès.

On voit donc en résumé que l'inoculation de cultures de botryocoque aux petits animaux servant habituellement aux expériences de laboratoire, donne des résultats identiques à très peu de chose près, aux résultats obtenus après l'inoculation de cultures de staphylocoque.

Cheval.— Rabe, Kitt, Hell et surtout de Jong, ont fait connaître les résultats des inoculations de cultures de botryo-coque, qu'ils ont pratiquées sur le cheval. Ces expériences sont concluantes, et très importantes au point de vue de la différenciation des deux microbes, aussi, insisterons-nous un peu sur cette partie de l'étude expérimentale.

Rabe fit des inoculations sous-cutanées de cultures de botryocoques à des chevaux. Il se forma un œdème inflammatoire qui augmenta progressivement pendant les premiers jours. Au bout de quatre ou cinq semaines, la tumeur s'indura, s'accrût lentement, fit saillie sous la peau par suite d'une prolifération intense du tissu conjonctif sous-cutané. Peu à peu, la tumeur devint bosselée ; il se forma de petits noyaux durs, atteignant vite le volume d'une cerise, parfaitement perceptibles à la palpation. Ces noyaux, incisés, contenaient une grande quantité de masses muriformes ou amas primaires (botryomyces).

Rabe fait remarquer qu'on ne peut invoquer une infection secondaire pour expliquer la formation des lésions, puisqu'il n'y a eu ni effraction de la peau, ni formation d'abcès. D'après lui, pour avoir, consécutivement à l'inoculation un processus néoplasique suffisamment caractéristique, il faut inoculer une assez grande quantité de culture.

Kitt, après une inoculation sous-cutanée d'une culture de botryocoque, constata la formation d'un abcès qui s'ouvrit spontanément au bout de quinze jours, et donna issue à du pus jaunâtre, ne contenant pas de botryomyces ; la peau se nécrosa tout autour du foyer ; le cheval parut guéri au bout de quelques semaines. Un mois après cette guérison apparente, c'est-à-dire trois mois après l'inoculation première, il se produisit une nouvelle poussée inflammatoire aboutissant à la suppuration, mais s'accompagnant d'induration, de formation de tubercules et d'une abondante prolifération granuleuse à la surface de la plaie. L'animal mourut d'anémie. Les tubercules ramollis de la peau, qui étaient du volume d'une noisette, contenaient des botryomyces en abondance.

Hell observa consécutivement à l'inoculation sous-cutanée, la formation d'un œdème inflammatoire, puis d'un abcès qu'il ouvrit au bistouri et dont le pus ne contenait pas de botryomyces ; la guérison était complète au bout de six semaines. L'animal fut sacrifié deux mois après l'inoculation et on ne constata la présence d'aucune lésion.

De Jong a étudié d'une manière très complète les résultats obtenus après inoculation de cultures de botryocoques et de staphylocoques :

Expérience n° 1, 12 août 1817. — Inoculation de 3 cc. d'une quatrième culture de botryocoque sur la face gauche de l'encolure ; il se produisit une réaction locale et générale ; T. = 39°. Œdème inflammatoire autour du point d'inoculation. La tuméfaction diminue peu à peu, mais le 20 août, elle semble s'accroître sous une nouvelle poussée. Elle diminue ensuite et a presque disparu le 17 septembre. Une nouvelle poussée inflammatoire se produit au commencement d'octo-

bre ; il se forme un noyau induré qui a 4 centimètres de long
sur 3 centimètres de large le 12 novembre. Le noyau s'abcède
et la fluctuation se perçoit nettement le 17 novembre. Ponc-
tion le 23 novembre. Il s'écoule un pus jaunâtre contenant
des grains jaunes, analogues à des grains de sable, visibles
à l'œil nu. L'examen microscopique permet d'apercevoir des
botryomices en forme de grappe.

Il se forme à côté du premier, deux nouveaux noyaux qui
s'abcèdent, s'ouvrent spontanément en laissant écouler un
pus jaunâtre semblable au précédent.

La suppuration se tarit peu à peu ; le 3 juin, elle était complètement terminée. L'animal est abattu. L'examen microscopique de la peau avoisinant les lésions et les tubercu les
néoformés, laissa voir un épiderme normal ; les follicules
pileux. les glandes sudoripares et sébacées avaient disparu.
L'examen des deux tubercules formés les derniers, n'a
laissé voir qu'un peu de prolifération et d'infiltration du
tissu cellulaire, par suite du processus inflammatoire. On
ne voit aucun élément botryomycosique. Les recherches qui
ont porté sur le plus gros noyau, celui qui s'était développé
le premier, au moyen de nombreuses coupes en série, ont
permis de trouver dans deux de ces coupes un grain botryomycosique. Il existait un foyer caséeux composé de cellules
rondes, au centre duquel existait le botryomyces. Tout
autour du foyer caséeux il s'était fait une prolifération du
tissu conjonctif avec infiltration cellulaire, paraissant disposé
en couches concentriques par rapport au botryomyces.

Expérience n° 2. — Sur le même cheval, et le même jour,
mais sur la face latérale droite de l'encolure, de Jong inocule
sous la peau une 12e culture ayant passé trois fois dans le
corps d'un cobaye. Il se produit une énorme tuméfaction qui
commence à diminuer au bout du quatrième jour ; lorsqu'elle

4

est grosse comme un œuf de poule, elle reste stationnaire pendant une dizaine de jours, Elle diminue ensuite peu à peu et disparaît complètement au bout de trois semaines. Dans la suite il n'y eut aucune nouvelle poussée inflammatoire.

De Jong a institué une série analogue d'expériences chez le cheval en injectant des cultures de staphylocoque blanc et doré. Il a toujours obtenu la formation d'abcès s'ouvrant spontanément, mais il n'a jamais constaté la présence de grains jaunes dans le pus, malgré que les animaux d'expérience aient été suivis et surveillés pendant de longs mois ; il n'a jamais observé dans ce cas de lésions chroniques ou la production de mycofibromes.

Poncet et Dor firent des cultures avec le suc du néoplasme enlevé à la malade qui fait le sujet de l'observation I. M. le docteur Guinard, alors chéf des travaux de physiologie à l'école vétérinaire de Lyon, inocula dans la mamelle d'une ânesse le produit de culture sur sérum dilué dans une culture en bouillon. L'inoculation intra-dermique fut faite le 15 juillet 1897. Il se forma un peu d'œdème au point d'inoculation qui disparut au bout de deux ou trois jours ; élévation de température de quelques dixièmes de degré seulement. Vingt jours après l'inoculation, c'est-à-dire le 6 août, il se forma une induration du derme, suivie d'ulcération, et bientôt fit hernie un bourgeon charnu se recouvrant de croûtes. Ce bourgeon ne tarda pas à se péduliser. Au bout de huit jours la tumeur avait le volume d'une noisette. Le pédicule, solide et fibreux, avait les dimensions d'une plume d'oie, et tout autour du pédicule le derme se montrait aminci et ulcéré. Les expérimentateurs voulurent attendre, espérant que la tumeur augmenterait de volume, mais l'animal s'étant probablement frotté, la tumeur disparut et il fut impossible de la retrouver ; il ne restait à la place qu'un petit point ulcéré. Pour les expérimentateurs et malgré l'absence d'une confirmation microscopique et bactériologique, il n'est pas douteux qu'on ait eu affaire à un botryomycome.

M'Fadyean a inoculé à deux reprises différentes, la première fois à un cheval, la deuxième fois à un âne, une culture de dyscomyces d'un côté de l'encolure et de staphylocoque doré de l'autre côté. La culture de dyscomyces provenait d'un champignon botryomycosique, et le staphylocoque d'un furoncle chez un homme. Les résultats furent semblables dans les deux cas, les lésions devinrent chroniques.

Baracz inocula dans le fourreau d'un cheval une culture provenant d'un botryomycome enlevé à une petite fille de douze ans. Il obtint un abcès spontanément guérissable.

Nous croyons pouvoir conclure de l'ensemble de ces expériences :

1° Que l'inoculation sous la peau d'une culture de botryocoque peut provoquer chez le cheval la production de lésions spécifiques, c'est-à-dire de mycofibromes (Rabe, Kitt, de Jong, Poncet Dor et Guinard, M'Fadyean).

2° Qu'il serait nécessaire d'inoculer d'assez grandes quantités de culture pour avoir un résultat positif (Rabe) et que les lésions botryomycosiques peuvent ne se produire qu'après un laps de temps quelquefois assez long après l'inoculation (trois mois et demi, Kitt).

3° Malgré les résultats contraires qui semblent obtenus par M'Fadyean et sur l'expérience duquel nous avons peu de données, il semble que le botryocoque seul est la cause de la production des mycofibromes et des grains jaunes. Il est admis en, effet par tous les auteurs, et les expériences de de Jong le confirment pleinement, que le staphylocoque pyogène n'est jamais la cause de lésions ou de suppurations chroniques chez le cheval ; il produit seulement des abcès spontanément guérissables et le pus de ces abcès ne contient pas de botryomyces.

4° Le botryocoque paraît comme le staphylocoque doué

d'un pouvoir pyogène ; il semblerait résulter, d'après les expériences de Hell et surtout de de Jong, que, dans certains cas, il pourrait perdre son pouvoir botryogène. On peut cependant reprocher à Hell de ne pas avoir suivi son cheval pendant assez de temps (six semaines seulement), alors qu'il est des cas, comme dans l'expérience positive de Kitt, où la lésion botryomycosique ne s'est développée que trois mois et demi après l'inoculation.

5° L'expérience de Poncet Dor et Guinard, quoique confirmée seulement par le diagnostic clinique, laisse supposer que l'inoculation à l'âne et probablement au cheval d'une culture provenant d'un botryomycome de l'homme, peut provoquer la formation de lésions semblables chez ces animaux.

CHAPITRE IV

ÉTUDE CLINIQUE

Espèces affectées. — Symptomes et lésions

Espèces affectées. — La botryomycose a tout d'abord été observée exclusivement chez le *cheval*, et les observations de l'affection chez cet animal sont nombreuses ; on l'a ensuite rencontrée assez fréquemment chez les *bovidés* et quelques cas ont été observés chez le *porc*.

Rivolta et Vachetta auraient trouvé des botryomyces, l'un dans les poumons, l'autre dans un sarcome du maxillaire inférieur du *chien* (Chambon, thèse de Lyon, p. 22).

Enfin cette affection a été observée chez *l'homme* et les premiers cas ont été publiés en 1897.

Avant d'étudier la botryomycose chez l'homme, nous en ferons l'étude clinique chez les animaux, principalement sur le cheval où elle a été le plus fréquemment et le mieux étudiée.

I. — Botryomycose des animaux

Botryomycose du cheval. — Chez le cheval, les lésions botryomycosiques restent le plus souvent localisées en un point quelconque du corps, ou bien se limitent à un seul viscère ; mais il arrive aussi qu'elles se généralisent ou s'étendent par continuité ou contiguïté de tissu.

Le professeur Fröhner a recueilli en deux ans à la clinique de Berlin plus de 50 observations de botryomycose. D'après lui, « les botryomycomes seraient avec les sarcomes les néoplasies les plus fréquentes chez le cheval. » D'après Cadiot et Almy, « chez le cheval la plupart des tumeurs fibreuses creusées de fistules suppurantes relèvent de la botryomycose. »

Les botryomycomes s'observent à la peau et dans le tissu conjonctif sous-cutané, sur les muqueuses, les os, le cordon testiculaire, les mammelles, dans les différents viscères; on trouve enfin des lésions généralisées englobant à la fois plusieurs viscères d'une même cavité ou de cavités voisines : la botryomycose peut exister en même temps que la tuberculose et la morve chez le cheval.

1° *Peau et tissu conjonctif sous-cutané.* Les tumeurs botryomycosiques de la peau (mycofibromes de Kitt, mycodermoïdes de Johne, botryomycomes de Bollinger), sont des tumeurs de volume variable, quelquefois considérable, pouvant atteindre le volume d'une tête d'adulte ; elles sont dures, irrégulières et mamelonnées, indolores, mobiles ou bien fixées aux tissus voisins ou sous-jacents; elles sont formées par du tissu conjonctif plus ou moins dense, d'aspect fibreux ou lardacé, dans la trame duquel on trouve des foyers ramollis, purulents, peu étendus ; ces tumeurs sont le plus souvent creusées de trajets fistuleux donnant issue à du pus jaunâtre et grumeleux caractéristique, tenant en suspension de petits grains jaunes, durs, semblables à des grains de sable.

Les mycofibrones s'observent le plus souvent sur le bord antérieur et à la pointe de l'épaule (Siedamgrotsky Wester), sur le bord supérieur de l'encolure, au garrot (Harms).

On en a observé :

A la gorge et au bord inférieur de l'encolure (Eber);

Au poitrail (Johne, Thomassen, Bayer) ;

A l'avant-bras et au coude (Fröhner, Soula).

Dans l'observation de Soula, il s'agit d'une tumeur volumineuse siégeant à l'extrémité supérieure et externe de l'avant-bras gauche, mesurant de 32 à 35 centimètres dans tous les sens, et pesant après l'extirpation 3150 grammes. Fröhner extirpa une tumeur de l'avant-bras d'un volume triple de celui de la tête d'un homme, descendant presque jusqu'au genou et mesurant 36 centimètres dans son plus grand pourtour.

Le même auteur rapporte qu'il a extirpé une tumeur fistuleuse datant d'environ huit mois, du volume de la tête d'un enfant et englobant le coude. Dans ces différents cas, l'examen microscopique a confirmé le diagnostic clinique.

On a encore observé des botryomycomes : au grasset (Perroncito) ;

A la jambe : tumeur d'un volume égal à celui d'un œuf de poule ou d'une pomme, située entre le tendon d'Achille et le tibia (Fröhner) ;

Au boulet et au paturon (Steiner, Jensen) ;

Au fourreau (Rabe) ;

A l'extrémité du tronçon de la queue, après l'amputation (Kitt, Cöster) ;

Dans une tumeur des masses musculaires de la région lombaire, à la suite d'une plaie superficielle (Rabe).

Fröhner décrit encore des cas de botryomycose localisée au jarret, au scrotum, un à la mâchoire inférieure en avant du masseter externe ; la tumeur avait ici les dimensions de la paume des deux mains et était formée par la réunion de nombreuses petites tumeurs ; les ganglions guturaux correspondants étaient hypertrophiés. Le même auteur décrit encore trois autres cas localisés à la région parotidienne : dans l'un la conque auriculaire était envahie.

Fröhner rapporte également quelques cas de botryomycose incurables en raison de leurs grandes dimensions ; tels sont surtout ceux qui envahissent la région du paturon ou du boulet, et qui peuvent atteindre un volume considérable. Pour lui, on doit rattacher aux lésions botryomycosiques les fibromes diffus siégeant à l'extrémité des membres.

2° *Muqueuses.* — Les lésions botryomycosiques n'ont encore été signalées que sur la pituitaire. Fröhner en rapporte un cas ou la tumeur se trouvait à l'entrée du naseau gauche ; elle était fongueuse, molle, multilobée, polypoïde, du volume d'une noix. Sur la coupe on voyait des nodules du volume d'une tête d'épingle à celui d'un pois, serrés les uns contre les autres, percés en leur milieu d'un petit orifice par lequel la pression faisait sourdre une substance granuleuse formée par des touffes de botryomyces.

Storch rapporte un cas ou une tumeur botryomycosique du volume des deux poings, siégeant dans la cavité nasale gauche, avait envahi les sinus frontal et maxillaire supérieur et provoqué une déformation de la face.

3° *Tissu osseux.* — Kitt a observé un cheval de trois ans présentant un mycofibrome volumineux sur le côté gauche de la poitrine ; les parties profondes de la tumeur s'insinuaient entre les côtes ; un des arcs osseux était lui-même envahi par la néoplasie et présentait sur une grande étendue un aspect ostéoporotique, se laissant entamer par le scalpel ; les parties molles étaient remplies de pus jaune verdâtre dans lequel on retrouvait les masses muriformes et les grains jaunes.

M. Boulin (de Réthel) a présenté, le 12 juin 1898, à la Société des sciences vétérinaires de Lyon, un tibia de cheval atteint de botryomycose. « L'os, hérissé de végétations anfractueuses dans toute son étendue, offre les altérations caractéristiques d'une périostite ossifiante diffuse. M. Boulin a pu suivre son évolution pendant plus de six mois. Il a vu le cheval commencer à boîter au moment où la face interne de la jambe commençait à se tuméfier. Cette région, sensible, chaude et pâteuse, a augmenté progressivement de volume malgré tous les traitements employés. Des foyers de ramollissement contenant un pus jaunâtre se sont constitués. L'examen microscopique des tissus malades a permis de constater la présence du botryomycès cause provocatrice de la périostite, de la prolifération du tissu conjonctif environnant, toutes lésions suivies d'une boîterie intense ayant nécessité l'abatage du sujet. »

4° *Cordon testiculaire.* — Avant de parler des botryomycomes du cordon testiculaire, nous croyons devoir définir d'une façon succincte ce qu'on entend par « champignon de castration. »

On désigne en pathologie vétérinaire sous le nom de « champignon de castration » ou mieux de « funiculite » (autrefois squirrhe du cordon « toutes les néoformations inflammatoires de l'extrémité du cordon qui surviennent à la suite de la castration » (Cadiot et Almy).

Le champignon de castration s'observe fréquemment chez le cheval ; mais il a été observé chez le bœuf (Bergeon), chez le chat (Magnien), et chez le porc (Wilbrandt).

Nous admettrons avec Nocard et Leclainche, Ball et Leblanc, Cuillé et Sendrail, Vigezzi, Blanc, Cadéac, Mathis, que la funiculite peut quelquefois être due à des altérations purement inflammatoires ayant la constitution histologique des bourgeons charnus. Pour Cadiot et Almy, au contraire, le champignon serait toujours le résultat d'une infection. Pour Cuillé et Sendrail, l'infection botryomycosique serait la cause presque exclusive de la funiculite, et pour Vigezzi, le champignon spécifique reconnaîtrait une cause unique, l'infection par le dyscomyces equi.

Cuillé et Sandrail rapportent un fait qui met bien en évidence le rôle de l'infection dans la production du champignon. « Le rôle de l'infection, disent-ils, que la présence presque constante du parasite établit déjà d'une façon assez

5

péremptoire, trouve une nouvelle preuve dans un fait curieux qui nous a été communiqué par un de nos confrères de l'Aveyron. Il s'agit d'une véritable *enzootie* de champignons, observée dans une écurie dans laquelle. sur vingt-sept chevaux châtrés dans une courte période, dix furent atteints du champignon. Cette proportion énorme n'est en aucune façon imputable à une faute opératoire, car, dans la même période, notre confrère châtrait dix-neuf chevaux chez divers autres propriétaires, et tous guérirent en quelques jours, sans complication ».

L'infection secondaire consécutive au défaut. d'asepsie pendant l'opération, aux poussières du lit de paille sur lequel l'animal a été opéré, au milieu dans lequel il se trouve après l'opération, serait due le plus souvent au botryocoque associé aux microbes ordinaires de la suppuration, quelquefois à l'actinomyces (Johne, M'Fadyean, C. Nokolds, Gratia). Kitt et Hoflisch y ont trouvé la bactérie des septicémies hémorragiques. La funiculite peut donc être ou une néoplasie de nature purement inflammatoire, ou bien une néoplasie due à une infection secondaire.

Ainsi compliquée, la plaie consécutive à la castration n'a aucune tendance à la cicatrisation ; il se forme, à l'extrémité du cordon testiculaire, entre les lèvres de la plaie scrotale, des bourgeons exubérants, formant une tumeur rouge vif, augmentant de jour en jour, à peine sensible à la pression et se recouvrant peu à peu de croûtes brunâtres, formées par la dessiccation du suintement puriforme qui se fait entre la tumeur et les lèvres recroquevillées du scrotum ; cette tumeur ne dépasse généralement pas le volume du poing, mais on en a observé de beaucoup plus volumineuses.

De la plaie scrotale il s'écoule en abondance un pus sanieux et grisâtre. La tuméfaction du cordon, qui débute par son extrémité inférieure, gagne peu à peu les parties supérieures et finit par s'indurer. L'évolution de la tumeur est plus ou moins rapide, et, à la longue, le processus néoplasique finit par gagner le cordon intra-abdominal.

Au début, l'affection est localisée, et n'a qu'une faible répercussion sur la santé générale de l'animal, se traduisant seulement par un peu de gêne des membres postérieurs, quelquefois par une légère boiterie. A la longue, par suite des violentes douleurs dont il est le siège, le champignon peut entraîner des désordres généraux assez graves, provoquer l'amaigrissement, la perte des forces, entraîner la mort par complications septicémiques, ou provoquer une péritonite suppurée mortelle.

Suivant son siège, le champignon peut être extra ou intra-scrotal. Le champignon intra-scrotal peut être lui-même extra-inguinal, inguinal ou intra-abdominal.

A quelque variété qu'il appartienne, le champignon peut exceptionnellement acquérir un volume énorme, témoin le cas rapporté par Félizet père, qui a vu un champignon intra-abdominal pesant 60 kilogr. et mesurant $1^m,30$ de longueur, $0^m,92$ de large et $0^m,60$ d'épaisseur.

C'est dans la funiculite qu'on a le plus souvent trouvé le botryomyces et c'est elle qui a fourni le plus grand nombre d'observations sur la botryomycose. Les observations sont nombreuses, aujourd'hui classiques, et ne présentent pour nous aucun intérêt. Nous ne croyons pas devoir en publier dans notre travail.

C'est encore dans la funiculite botryomycosique intra-abdominale qu'on a observé le plus grand nombre de cas de généralisation de la maladie.

Fally et Lienaux ont observé dernièrement la coexistence sur le même cheval d'un champignon de castration et de lésions de tuberculose généralisée ; voici le résumé de leur observation :

Observation

Un cheval de trois ans, traité pour un engorgement scléreux énorme du fourreau, reconnu incurable, fut abattu. Le péritoine et la plèvre présentaient de nombreuses granulations blanchâtres ; le poumon était farci de tubercules miliaires ; le foie, la rate, le tissu conjonctif sous-cutané étaient envahis par le processus tuberculeux ; les ganglions splanchniques étaient hypertrophiés, ramollis et caséeux. Il y avait un double champignon de castration parsemé d'abcès dont le pus contenait des botryomycètes, mais pas de bacilles tuberculeux.

Les tubercules des autres organes étaient au contraire riches en bacilles de Koch.

5° *Mammelles.* — Le premier cas de botryomycose de la mammelle a été rapporté par Nielsen et Sand, en 1890. Sand en publie une autre observation en 1893 et en fait connaître ensuite cinq nouveaux cas ; d'après lui, la botryomycose de la mammelle serait relativement fréquente. Jensen, Möller, Fröhner ont publié des observations semblables. Ce dernier auteur rapporte qu'il a enlevé, en 1896, la mammelle gauche d'une jument, envahie par une tumeur botryomycosique du volume d'une tête d'homme ; il avait, l'année auparavant, enlevé la mammelle droite qui avait été envahie tout d'abord.

La mammelle atteinte de botryomycose est hypertrophiée, quelquefois très volumineuse, bosselée, dure, de consistance ligneuse ; à sa surface, la peau est lisse, luisante, adhérente aux tissus sous-jacents : la pression provoque de la douleur. On trouve généralement une ou plusieurs fistules s'enfonçant dans l'épaisseur de la glande et laissant sourdre un pus jaunâtre, granuleux, contenant des grains jaunes en plus ou moins grande abondance.

6° *Botryomycose des viscères, et généralisation de l'affection.* — Des lésions de botryomycose viscérale ont été fréquemment observées, principalement dans le poumon. C'est le plus souvent à la suite de funiculite intra-abdominale que s'observe l'envahissement des régions voisines. D'après Cadiot et Almy « les tumeurs botryomycosiques s'accroissent graduellement et envahissent peu à peu les parties adjacentes ; de même que les fibromes vulgaires, elles laissent indemnes les lymphatiques voisins ; exceptionnellement, elles se propagent au loin par continuité et par contiguité de tissu ; elles peuvent aussi atteindre les séreuses et certains viscères, notamment le poumon ».

Bollinger a le premier rencontré, en 1869, dans le poumon, des nodules fibreux du volume d'une noix, refermant ce qu'il croyait être un champignon qu'il avait appelé *zooglea pulmonis equi* et que, plus tard, il reconnut être des botryomyces.

Rabe, en 1886, trouva, sur la paroi inférieure de la cavité abdominale d'un cheval, une tumeur du poids de 15 kilogr., entourée d'autres tumeurs du volume d'un œuf, étendue depuis la courbure gastrique du gros côlon jusqu'à la vessie, et communiquant avec l'extérieur par une fistule venant s'ouvrir au niveau du scrotum.

Un exemple remarquable de généralisation est cité par Rieck, en 1894. Il trouva sur une jument de boucherie, le poumon farci de nodules fibreux du volume d'une tête d'épingle à celui d'un pois, renfermant du pus en petite quantité ; la face postérieure du diaphragme était recouverte de lésions rappelant l'aspect des lésions tuberculeuses. Le foie et la rate présentaient des masses fibreuses du volume d'un œuf ; les ganglions mésentériques étaient envahis. L'utérus présentait des parois fortement épaissies (5 à 10 centim.) parsemées de nombreux foyers purulents ; les ovaires présentaient des lésions semblables. Rieck pense que, dans ce cas, l'infection se serait produite à la suite d'un coït avec un étalon porteur d'un botryomycome du pénis.

Fröhner cite le cas d'un cheval atteint de botryomycose du cordon testiculaire, de la peau de la paroi abdominale et des ganglions lymphatiques, qui fut traité d'abord par l'iodure de potassium, puis par l'iodate de soude, en injection intra-trachéale. Le cheval, s'étant accidentellement fracturé le bassin, fut abattu. L'autopsie permit de constater une botryomycose généralisée avec métastase pulmonaire et péritonite chronique. La paroi abdominale dans la région pubienne avait 15 centimètres d'épaisseur et contenait des foyers du volume d'une noix à contenu mou ; le péritoine montrait des filaments et des houppes de volume varié ; les organes abdominaux étaient intacts. Le parenchyme pulmonaire était parsemé sous la plèvre comme dans sa profondeur de foyers indurés du volume d'un pois à celui d'une noix ; toutes les lésions renfermaient des botryomyces.

Steiner (1891), Wester (1894), Semmer et Kitt ont publié des cas analogues. Ce dernier auteur insiste sur la confusion possible, dans certains cas, entre la botryomycose et le farcin. Nous possédons aujourd'hui des moyens pratiques suffisamment certains pour éviter une semblable erreur.

M'Faydean a relaté trois cas de botryomycose des viscères :

Le premier se rapporte à une rate de poulain qui contenait un certain nombre de productions rondes, de coloration jaunâtre, du volume d'une noisette ou d'une noix, molles, non diffluentes et contenant un grand nombre de grains de dyscomyces.

La seconde observation porte sur un cheval âgé, atteint d'un champignon double, qui était mort à la suite de la torsion du grand mésentère. Les cordons néoplasiques pesaient ensemble 6 kilogr., contenant un certain nombre d'abcès dans le pus desquels se trouvaient des grains de dyscomyces. Le lobe antérieur du poumon gauche était dense, cirrhotique, sans suppuration véritable. Près du centre du même poumon on trouvait deux masses fibroïdes similaires du volume d'une orange, parsemées de petits abcès. Le poumon droit contenait trois tumeurs identiques, la plus petite du volume d'un œuf de dinde, la plus grosse du volume des deux poings. Le pus de ces productions fibreuses, examiné au microscope, montra des grains de dyscomyces, et l'ensemencement sur agar donna une culture avec ses caractères ordinaires.

Dans le troisième cas il s'agit d'un cheval âgé, porteur d'un champignon double et abattu comme farcineux ; les poumons contenaient quelques nodules morveux ; vers le milieu du bord dorsal du poumon droit se trouvait une tumeur du volume d'un œuf de poule dont la section présentait une surface grise avec des points saillants mous ; le produit de râclage montra des grains de dyscomyces. Des tubes d'agar ensemencés avec le pus du champignon, ou avec la lésion fibroïde du poumon, donnèrent une culture d'un micrococcus dont les colonies étaient dépourvues de couleur et ressemblaient plutôt au staphylocoque blanc qu'au staphylocoque doré.

Thomassen (d'Utrecht) a communiqué, en 1893, à la Société centrale de médecine vétérinaire, une observation fort intéressante et qui, surtout, semble bien démontrer la nature infectieuse du champignon de castration :

Observation

Un cheval de deux ans, châtré depuis environ un an, entre à l'École vétérinaire pour une funiculite mycosique ancienne du côté droit. L'exploration rectale démontrait la présence, dans l'abdomen, d'une énorme tumeur partant du cordon testiculaire. Je fis la laparotomie dans le flanc droit et je parvins à évacuer par là une énorme quantité de pus chargé de botryomyces. Quelques jours après, l'animal se mit à jeter par le nez, et le troisième jour, après l'apparition du jetage, je constatai l'existence d'une pneumonie aiguë qui emporta le sujet en deux jours. J'avais constaté, à la percussion du thorax, une matité absolue de toute la moitié inférieure du poumon droit ; cette matité s'étendait en avant et en arrière suivant une ligne horizontale, à ce point qu'on aurait pu croire à la présence d'un épanchement. L'autopsie démontra qu'il s'agissait uniquement de l'hépatisation du tissu pulmonaire. Le poumon gauche et la partie supérieure du poumon droit étaient complètement sains: la lésion avait l'aspect ordinaire de la pneumonie aiguë à caractère fibrineux ou croupal ; mais elle était infiltrée d'une grande quantité de botryomyces. Il fut facile de voir que le mal s'était propagé, *par voie de continuité,* à la paroi abdominale du côté droit, en provoquant une péritonite chronique intense avec épaississement et adhérence des épiploons ; puis au foie, qui adhérait fortement au diaphragme; de là, le mal avait gagné la plèvre, puis le poumon droit, dont la partie postérieure était fixée au diaphragme et à la paroi costale.

Le traitement par l'iodure de potassium avait été suivi, à la dose de 8 grammes par jour ; sous l'influence de ce traitement, la lésion explorable par le rectum avait diminué de volume, à ce point que je m'attendais à une prochaine guérison ; la pneumonie aiguë n'a pas laissé au malade le temps de guérir de sa botryomycose.

BOTRYOMYCOSE DU BOEUF. — On connaît un certain nombre de cas de botryomycose chez le bœuf.

Reali a observé un bœuf qui présentait deux tumeurs à la région scapulaire gauche et une troisième à la fesse droite ; ces tumeurs étaient volumineuses, mamelonnées, dures, indolentes, mobiles et fistuleuses, donnant issue au pus caractéristique, contenant de nombreux grains jaunes. L'auteur crut, d'abord, être en présence de tumeurs actinomycosiques, mais l'examen microscopique révéla la présence de botryomyces.

Csokor et Immelmann ont observé chacun un cas de mastite botryomycosique chez la vache ; la glande, ayant subi une transformation fibreuse, présentait des caractères extérieurs et des fistules semblables à ceux que nous avons décrits chez la jument. Dans les deux cas, l'examen bactériologique révéla la présence de botryomyces.

Henninger croit avoir trouvé une tumeur à botryocoques du réseau, mais l'examen bactériologique n'ayant pas été fait, le diagnostic n'a pas été confirmé.

Günther trouva dans le foie d'une vache de sept ans en bonne santé, sacrifiée pour la boucherie, des tumeurs fibreuses dures au toucher, du volume d'un pois ou d'un haricot, formées d'un stroma conjonctif, renfermant une masse jaune brunâtre dans laquelle se trouvaient des grains jaunes, analogues à des grains de sable, qu'un examen microscopique montra être des botryomyces.

BOTRYOMYCOSE DU PORC. — Chez un porc châtré depuis cinq semaines, Wilbrandt trouva, dans la région des bourses, une tuméfaction molle du cordon testiculaire gauche qui était épaissi et renfermait une poche fluctuante, pleine d'un liquide brunâtre, tenant en suspension de petites masses solides ; les muscles de la cuisse du même côté étaient tuméfiés, indolores ; la tuméfaction descendait jusqu'au jarret. L'examen microscopique fit constater la présence du micrococcus botryogène.

Hakannen a observé un botryomycome de la mamelle chez une truie ; la portion altérée de l'organe présentait les caractères décrits chez la jument ; le néoplasme fut extirpé et la guérison fut complète.

II. — Botryomycose humaine

MM. Poncet et Dor (communication au Congrès français de chirurgie, 18 octobre 1897) ont les premiers eu l'idée de rapporter à la botryomycose des tumeurs framboisiformes que l'on observe quelquefois à la main, aux doigts, principalement

6

au niveau des plis articulaires ou dans le rebord unguéal. Ces tumeurs, auxquelles MM. Poncet et Dor avaient donné le nom de *papillomes inflammatoires* avant d'en soupçonner la nature botryomycosique, se différencient nettement des affections néoplasiques habituelles, telles que les papillomes ulcérés, épithéliomes, sarcomes.

Les tumeurs botryomycosiques de l'homme sont des néoplasmes infectieux bénins, constitués par une sorte de stroma fibreux plus ou moins dense et ayant l'aspect de vieux bourgeons charnus ; ils sont un peu arrondis, peu volumineux en général, dépassant rarement le volume d'une cerise ou d'une noix, rougeâtres, mollasses, saignant au moindre contact. Ces tumeurs sont pédiculées ; tout autour du point d'implantation du pédicule, le derme ulcéré est creusé comme en une sorte de gouttière dans laquelle vient se loger la partie supérieure du néoplasme, fournissant un suintement purulent ou séropurulent. La surface de la tumeur est recouverte d'un revêtement croûteux formé de pus et de sérosité desséchés.

Toutes les observations de botryomycose humaine ont trait à des lésions tégumentaires superficielles. Dans un seul cas (Faber et Ten Siethoff) on a observé une sorte d'infiltration en nappe à la paupière.

Les botryomycomes ont été observés chez l'homme à la main, aux doigts, à l'épaule, à la paupière, à la lèvre, à la joue.

La généralisation des lésions n'a pas été observée chez l'homme comme chez les animaux.

Nous rapportons ci-dessous un certain nombre de cas de botryomycose humaine qui ont été publiés. Les publications originales sont presque toutes accompagnées de figures, donnant une excellente idée de la structure macroscopique et souvent de la constitution élémentaire du néoplasme.

Observation I

(*Résumée*)

Botryomycome ulcéré, siégeant au niveau de la tête palmaire du cinquième méta - carpien de la main droite. — Tumeur du volume d'une noisette. — Ablation. — Guérison.

(Poncet et Dor. — Communication au Congrès de chirurgie
de Paris, 18 octobre 1897.)

Jeanne Marie P...., cinquante-cinq ans, entrée à l'Hôtel-Dieu de Lyon, le 26 juin 1897. Il y a trois mois, la malade aperçut sur sa main droite, au niveau du pli digito-palmaire du petit doigt, une tache rouge, indolente, prurigineuse. Cette tache atteignait bientôt le volume d'une tête d'épingle. Elle s'ulcéra et saignait alors très facilement. Accroissement lent jusqu'au jour où la malade, six semaines avant son entrée à l'Hôtel-Dieu, fit l'application d'un onguent empirique, à base caustique. Depuis lors, la tumeur s'est notablement accrue pour atteindre le volume d'une noisette. Elle est le siège de quelques douleurs lancinantes qui s'irradient dans le poignet et l'avant-bras.

On constate dans la région précitée un noyau ulcéré, rougeâtre, comparable à un gros bourgeon charnu, exubérant, de date ancienne. Cette masse est au toucher rénitente, élastique. Sur une partie de son étendue, elle semble recouverte par une couche malpighienne cornée, ne différant du reste de la coloration de la peau voisine que par une teinte un peu plus rouge. Lorsqu'on soulève cette végétation, on aperçoit un pédicule court et très mince, qui la fixe aux téguments sous-jacents, et qui lui donne complètement la forme d'un champignon à pied court et grêle. Autour du pédicule, la peau est rosée, douloureuse à la pression ; nul doute qu'à la suite de l'application intempestive de l'onguent employé, il ne soit survenu des accidents inflammatoires ; squelette, articulation sous-jacente indemnes.

27 juin. — Anesthésie locale à la cocaïne, section du pédicule qui est lui-même largement enlevé par une incision ovalaire. Suture, réunion par première intention.

La malade part guérie le 3 juillet, six jours après l'opération.

Nous avons eu récemment des nouvelles de cette femme qui est restée guérie.

Examen anatomique. — Toute la périphérie de la tumeur présente une couche de tissus désintégrés, dans lesquels on ne peut reconnaître aucune cellule, et qui est constituée par du sang, du pus et de la fibrine; il n'y a nulle part aucune cellule malpighienne, aucun vestige de glande sébacée ou de poils. Le corps de la néoplasie est constitué par un tissu absolument identique à celui des bourgeons charnus; c'est un tissu de granulations devenu par places très fibreux et au sein duquel on trouve une multitude de vaisseaux sanguins embryonnaires.

Dans un ou deux endroits seulement, il existe de petits points en voie de désintégration. Dans les coupes colorées avec la couleur d'aniline, on trouve le parasite en très grande abondance, dans toutes les zones périphériqués désintégrées et aussi dans un, deux ou trois petits points centraux, mais il y en a peu dans le reste de la tumeur.

Les auteurs ensemencèrent du bouillon et des tubes de gélatine avec le liquide écoulé après incision médiane du néoplasme; les cultures présentaient tous les caractères de celles de staphylocoque pyogène.

L'inoculation de ces cultures dans la mamelle d'une ânesse provoqua le développement d'une tumeur pédiculisée, ayant tous les caractères d'un botryomycome. Nous avons donné les résultats de cette inoculation en faisant l'étude expérimentale de la botryomycose.

Cette observation est à retenir à cause du résultat positif de l'inoculation expérimentale à un animal.

Observation II

(Résumée)

Botryomycome ulcéré, du volume d'une noix, de forme aplatie, ressemblant à une petite tomate et siégeant au-dessus de l'acromion de l'épaule gauche. — Ablation. — Guérison.

(PONCET et DOR. — Communication au Congrès de chirurgie de Paris, 18 octobre 1897.)

Emile L..., vingt et un ans, cultivateur, entré à l'Hôtel-Dieu le 8 janvier 1896.

Pas d'antécédents pathologiques, héréditaires ou personnels. Début il y a quatre mois, sans cause appréciable, par une petite tuméfaction rosée siégeant sur le moignon de l'épaule gauche. Bientôt cette tache proéminente, de couleur violacée, s'ulcéra, et, probablement sous l'influence d'irritations multiples, s'accrut progressivement.

L'ulcération, qui était d'abord le siège d'un suintement séro-san-guinolent peu abondant, est devenue, depuis un mois environ, plus étendue ; elle saigne facilement. La tumeur, complètement indolore, n'entraîne aucun trouble fonctionnel du membre correspondant. D'une teinte rouge qui la fait ressembler à une tomate, elle est aplatie en forme de champignon ; son siège répond à l'extrémité supéro-externe de l'acromion. La face supérieure est ulcérée, très hémorra-gipare ; la face, profonde, semble recouverte par une couche épider-moïdale en contact avec la peau voisine sur laquelle elle repose ; consistance molle, élastique ; diamètre de 5 centimères environ ; le chapeau est à peu près circulaire. Lorsqu'on le soulève on reconnaît un pédicule de quelques millimètres de longueur, du volume d'une petite plume d'oie, implanté dans le derme sous-jacent ; pas de gan-glion ni autre tumeur semblable nulle part. État général excellent.

10 janvier. — Éthérisation. Ablation complète du néoplasme, suture, réunion par première intention. Guérison le 17 janvier.

Nous avons revu et examiné ce malade le 9 octobre dernier, c'est-à-dire vingt et un mois après l'opération. Il est resté complètement guéri et rien ne permet de supposer une récidive.

Observation III

(Résumée)

Botryomycome ulcéré, du volume d'un petit pois, siégeant sur l'éminence thénar, au niveau de l'articulation métacarpo-phalangienne du pouce de la main gauche. — Tumeur d'origine traumatique. — Ablation. — Guérison.

(Observation du docteur VILLARD, communiquée par MM. PONCET et DOR au Congrès de chirurgie de Paris, 18 octobre 1897.)

L..., gardien de la paix, trente-deux ans, se présente au mois d'août à la consultation pour une petite excroissance de la main gau-che. Trois mois auparavant, cet homme se blessa au niveau du point où existe la tumeur actuelle avec l'angle d'une plaque métallique. Ce traumatisme guérit rapidement, et c'est seulement un mois après qu'il perçut à ce niveau un peu de malaise, de gonflement et qu'il vit survenir une petite tumeur rouge de la grosseur d'une tête d'épingle.

Quelques jours plus tard, une hémorragie se produisit au niveau de la tumeur ; il y a un mois, nouvelle hémorragie plus abondante ; enfin, récemment est survenu un suintement sanguin qui a persisté pendant plusieurs heures.

État actuel. — On constate sur la paume de la main gauche, vers l'articulation métacarpo-phalangienne du pouce, une saillie de la grosseur d'un petit pois, rouge violacé, rappelant l'aspect de certains bourgeons charnus ; elle est entourée à la base par une zone nettement inflammatoire et elle est le siège d'une légère suppuration. Peu de douleur à la pression, suintement sanguin facilement provoqué par les attouchements ; aucun phénomène inflammatoire du côté des lymphatiques de l'avant-bras, pas d'adénite, état général parfait. Excision de la petite tumeur, pansement à plat, guérison, pas de récidive.

Observation IV

Botryomycome ulcéré de la face antéro-externe du médius de la main gauche. — Tumeur rouge framboisée, ulcérée, du volume d'une noisette. — Ablation. — Guérison.

(PONCET et DOR. — Communication au Congrès de chirurgie de Paris, 18 octobre 1897.)

A. J..., dix-huit ans, originaire de la Corrèze, mais habitant Lyon, où il exerçait la profession de maçon. Opéré au mois d'octobre 1890.

Nous ne possédons pas d'autres détails sur ce malade, mais nous avons une aquarelle faite avant l'opération et donnant une très bonne idée de la tumeur que nous avions alors appelée : *papillome inflammatoire.*

Nous pensons aujourd'hui qu'il s'agissait d'une lésion botryomycosique. Notre première observation de botryomycose date donc de sept ans.

Observation V

(Résumée)

Un cas de botryomycose observé chez l'homme

(FABER et TEN SIETHOFF, *Botryomykose des oogleden*, juillet 1897)

A. S..., cultivateur à Espt, trente ans, se présentait, le 21 juin, chez Faber, se plaignant de la paupière droite. Pendant l'hiver, le malade avait soigné un cheval atteint de botryomycose du cordon. Au mois de février, il s'était développé au bord de la paupière supérieure une espèce d'orgelet qui s'était ouvert, avait ensuite disparu après avoir laissé couler du pus ; d'autres petites tumeurs analogues s'étaient montrées sur la même paupière.

Lorsque le malade se présenta à Faber, les paupières étaient injectées et boursouflées ; on apercevait sur la conjonctive palpébrale une sallie papillomateuse présentant des taches grisâtres de 0,5 à 3 millimètres de diamètre, assez irrégulières ; la paupière laissait percevoir de petits nodules dans son épaisseur ; de petites infiltrations de 2 à 4 millimètres se trouvaient à l'angle externe de l'œil.

Sous l'influence d'un traitement approprié la tumeur papillomateuse disparut et les nodules infiltrés devinrent plus évidents ; les grains jaunes firent saillie sous la conjonctive et présentèrent vers leur centre un petit orifice qui conduisait à travers une ouverture anfractueuse jusqu'au-dessous du tarse. Les nodules grisâtres devinrent jaunes et s'abcédèrent à leur tour ; il en sortait une matière visqueuse et épaisse.

L'auteur pensa à une infection mycosique, à l'actinomycose, mais sous le microscope il ne trouva pas des actinomyces, mais des corps disposés en grappes de raisins. Ten Siethoff aida l'auteur dans ses recherches anatomo-pathologiques ; ayant monté des préparations avec les couleurs d'aniline, il vit une masse considérable de microcoques mêlés à de nombreux leucocytes, ressemblant à ceux décrits dans un travail de Kroon, vétérinaire de la Cour, à Deverten, et à ceux figurés dans les dessins qui accompagnent le travail de Kitt, c'est-à-dire à des botryococcus. Kroon confirma le diagnostic.

Le malade ayant été guéri avant que le diagnostic ait été certain, on ne put faire ni cultures ni inoculations.

Cette observation de botryomycose humaine, la première en date, est intéressante surtout à cause de la forme particulière, sorte d'infiltration en nappe, que présentaient les lésions botryomycosiques ; les lésions décrites en effet ne ressemblent nullement aux tumeurs framboisiformes que l'on observe habituellement dans les autres parties du tégument, principalement aux doigts ou à la main.

Observation VI

(Résumée)

(Recueillie par le docteur TIXIER, dans le service de M. le professeur MAURICE POLLOSSON, chirurgien-major de l'Hôtel-Dieu de Lyon (CHAMBON, Thèse de Lyon, 1897).

Jean, C... maître d'hôtel, se présente, le 13 décembre 1897, à l'Hôtel-Dieu de Lyon. C'est un homme vigoureux de trente-neuf ans ; aucun antécédent ni héréditaire ni personnel. Début il y a quatre mois ; sans cause connue, ce malade vit apparaître dans la paume de la main gauche un petit bourgeon charnu exubérant, saignant au moindre contact. La tumeur était rattachée à la peau par un petit pédicule provenant de l'épaisseur même du derme et non des tissus sous-jacents.

Un médecin consulté fit une cautérisation énergique au nitrate d'argent, puis appliqua des bandelettes de diachylon ; la tumeur se reforma, saignant toujours au moindre frottement et augmentant de volume.

Etat actuel. — On est en présence d'une petite tumeur, grosse comme une noix, implantée au milieu de la main ; elle a une coloration rosée, marbrée par places de croûtes noirâtres, faites de squames épidermiques agglomérées ; consistance essentiellement molle ; elle semble formée d'un tissu spongieux quasi-érectile. La moindre compression en réduit notablement le volume ; dès qu'on cesse d'appuyer sur la tumeur, on la voit à nouveau se gorger, s'ériger en quelque sorte. En en soulevant les bords, on constate qu'elle est fixée aux plans sous-jacents par un très mince pédicule, constituant comme le pied de ce champignon. Pas de ganglion épitrochléen ni axillaire, aucun symptôme général, pas de généralisations.

On porte le diagnostic de botryomycose. M. le professeur Poncet confirme le diagnostic. On interroge le malade au point de vue de la contagion équine : maître d'hôtel, il reçoit chez lui des chevaux, les panse parfois, mais rarement, et aucune bête soignée par lui n'était atteinte de champignon de castration.

Anesthésie locale ; ablation de la tumeur ; on sectionne d'abord aux ciseaux ce bourgeon qu'on sépare de son pédicule, puis on pratique au bistouri l'excision de celui-ci au niveau de son insertion à la peau, en enlevant un petit losange entouré qui le circonscrit.

M. le docteur Bérard fit l'examen anatomique et bactériologique de la tumeur ; il en trouva le tissu comparable à celui des bourgeons charnus. Au microscope, l'aspect de la coupe était identique à celui des coupes de la tumeur de l'observation I.

L'auteur n'arriva pas à déceler la présence de botryomyces, malgré plusieurs tentatives de coloration par les méthodes de Ziehl et de Gram : « En quelques points apparaissaient bien des amas granuleux gardant le Gram, et de dimensions analogues à celles des cocci, mais leur disposition et leur aspect n'étaient pas assez caractéristiques pour qu'on pût en affirmer la nature. Ces amas, en effet, existaient surtout à la périphérie de la tumeur dans la zone superficielle infusée, où ils pourraient représenter aussi bien des éléments détritiques des cellules ou des microbes d'infections secondaires »

Malgré ce résultat négatif, M. Bérard confirme le diagnostic de botryomycose, en se basant sur les caractères cliniques et l'aspect des coupes histologiques montrant « un tissu pathologique tout à fait comparable et superposable à celui de la tumeur qui contenait le parasite. » (Obs. I.)

Observation VII

(*Résumée*)

Botryomycose siégeant sur la face dorsale du pouce gauche au niveau de l'articulation métacarpo-phalangienne.

(Docteur LAURENÇON, médecin en chef des hospices civils de Saint-Chamond. (*Lyon médical,* 1898.)

Francine C... , cinquante-deux ans, propriétaire ; s'occupe de jardinage, culture, et soigne de petits animaux domestiques, mais pas de chevaux ou bovidés.

En juin 1897, elle voit apparaître, sans aucune cause connue, une petite tache rouge violacée à la naissance du pouce gauche.

Petit à petit cette tache devient saillante, forme verrue et atteint la grosseur d'un pois. Quoique indolore, elle commence à devenir gênante ; elle est à chaque instant heurtée et saigne facilement.

Au 1er septembre, elle a atteint le volume d'un gros pois. Mme C... veut s'en débarrasser et vient à mon cabinet, où mon remplaçant cautérise la tumeur au nitrate d'argent.

Sous l'influence de la cautérisation, la tumeur augmente rapidement, si bien qu'elle a atteint le volume d'une grosse noisette au 13 septembre, jour où la malade vint me consulter à mon retour.

Je fus fort intrigué par cette petite tumeur, inconnue pour moi, muriforme, pédiculée comme une petite morille, de couleur rouge brun, paraissant très vasculaire, ressemblant à un morceau de cotylédon placentaire.

Elle siégeait à la face dorsale du pouce gauche, juste au niveau de l'articulation métacarpo-phalangienne.

Le pédicule émergeait d'un petit cratère ou cupule, dans laquelle il se mouvait à l'aise.

Mon impression se traduisait par les mots de « *papillome vasculaire bizarre* », susceptible d'un seul traitement, l'extirpation.

Excision du pédicule le plus profondément possible. Trois jours après, la surface de section saignottant, je fis panser au tannin ; la cicatrisation fut achevée en huit jours.

Plus tard, la lecture du mémoire de MM. Poncet et Dor m'a révélé

que j'avais observé un cas (peut-être le plus typique) de botryomycome de la main.

Je viens de revoir la malade au bout de sept mois. Pas de
récidive.

Quoique non confirmée par l'examen histologique et bactériologique, cette observation nous paraît présenter une grande
valeur au point de vue clinique.

Le docteur Legrain a publié, en janvier 1898, dans les
Archives de Parasitologie, deux cas de tumeurs de la main
observées en Algérie, que Poncet croit être de nature botryomycosique (*Lyon médical*, 22 mai 1898, p. 135).

Nous donnons ces deux observations :

Observation VIII

Tumeur de la face dorsale de la main droite

(Legrain. — *Archives de Parasitologie*)

Indigène, trente ans, Kabyle, sans antécédents spéciaux. L'affection
qu'il présente aurait débuté, vers le 15 mars 1896, par un petit bouton
sur la face dorsale de la main droite, survenue sans cause connue, au
niveau de l'articulation métacarpo-phalengienne du médius. D'un coup
de rasoir, le malade enleva ce bouton, qui se mit à saigner abondamment et se reproduisit plus volumineux dans l'espace de quelques
jours. J'insiste particulièrement sur la récidive rapide de la tumeur.
Quatre ou cinq fois le malade essaya de l'exciser au moins partiellement, mais chaque fois la surface d'excision se mit à bourgeonner et
à donner naissance à une nodosité nouvelle. Quarante jours à peine
après la première tentative d'ablation de la tumeur primitive, grosse
alors comme une noisette, le malade se montre porteur d'une tumeur
qui a presque le volume du poing. Elle est bosselée ; les bosselures, au
nombre de cinq, sont pédiculées. La tumeur elle-même est pédiculée
et implantée sur une surface large comme une pièce de 5 francs, au
niveau de l'articulation métacarpo-phalangienne de l'index et du
médius, autour de la base d'implantation, la peau est normale ; l'opération démontre que les tissus sous-jacents sont sains.

Observation IX

Tumeur de l'index de la main gauche. — Ablation. — Récidive

(LEGRAIN. — *Archives de Parasitologie*)

Femme kabyle, trente-cinq ans, sans antécédents dignes d'être notés. En 1892, en coupant un figuier, la malade s'amputa l'index gauche d'un coup de serpe à peu près au niveau de l'articulation de la première phalange avec la deuxième.

A la suite de cette blessure, des pansements aussi variés que bizarres furent appliqués sans relâche par des empiriques indigènes ; la plaie ne fut jamais cicatrisée, et, vers le mois de novembre 1895, la peau se tuméfia peu à peu et présenta tout autour de la plaie un bourrelet circulaire qui devint de plus en plus volumineux. Au mois d'avril 1896, la tumeur, bilobée, a le volume d'une grosse mandarine ; elle est ulcérée sur toute la face correspondant à la section du doigt. Le professeur Leloir, qui voit la malade, porte le diagnostic clinique de sarcome, mais en faisant ressortir la possibilité de la nature parasitaire de ces masses à développement rapide. L'opération est décidée ; on désarticule la phalange. La guérison opératoire se fait normalement.

Dix-sept mois après la malade revient, présentant une tumeur du volume du poing implantée sur la cicatrice. Cette énorme masse est bien limitée ; on l'enlève aussi complètement que possible au moyen d'une opération qui montre une intégrité parfaite des muscles, tendons, nerfs, vaisseaux et os voisins. Cette sorte de champignon est formée uniquement d'éléments cellulaires identiques à ceux des bourgeons charnus. Les produits de râclage comprennent de nombreux staphylocoques formant parfois des amas considérables ; en certains endroits, on observe des tétrades isolées.

Je dois dire, cependant, que la coupe de la tumeur présentait par places une coloration verdâtre (chlorome, cancer vert des auteurs). Cette coloration, développée au niveau d'anciens foyers hémorragiques, est probablement sous la dépendance du développement de bactéries courtes, colorables par le Gram, qu'on y trouve en abondance.

M. Legrain ajoute que ces masses néoplasiques si spéciales semblent être assez fréquentes en Algérie, surtout dans la

Kabylie, et que ces tumeurs se développent de préférence sur les extrémités, à l'occasion de traumatismes ou d'irritations.

M. Rafin a présenté à la Société de médecine de Lyon (*Lyon médical*, 1898, p. 520) un homme de cinquante-sept ans, agriculteur, atteint de botryomycose.

« Il y a huit mois, le malade vit apparaître, sur la face dorsale du premier métacarpien gauche, une petite tumeur ayant l'aspect d'un bourgeon charnu et ayant peu à peu augmenté de volume sans provoquer de douleur. Cette tumeur est, aujourd'hui, du volume d'une noisette, recouverte d'un enduit jaune, ayant l'aspect d'un champignon constitué par une calotte arrondie avec un pédicule court, épais. Le médecin lui conseilla d'arracher cette tumeur ; il ne put y parvenir et il s'ensuivit une hémorragie abondante.

Plus tard, on fit des cautérisations énergiques au nitrate d'argent, et, sous l'influence de ce traitement, il se produisit un peu de réaction inflammatoire. Au début la tumeur saignait facilement; actuellement elle est le siège d'un léger suintement séro-purulent. Pas de ganglions axillaires ni épitrochléens. État général bon. Examen du malade, négatif à tout autre point de vue. »

M. Dor confirme le diagnostic de botryomycose.

Observation X

(*Résumée*)

Botryomycome du bord cubital de la main droite. — Ablation. — Guérison

(Delore. — *Gazette hebdomadaire*, septembre 1899)

D..., cinquante-quatre ans, mariée, deux enfants, vient à l'Hôtel-Dieu le 26 juin 1899, pour qu'on la débarrasse d'une petite tumeur de la main droite.

Début il y a six mois par l'apparition d'une petite tumeur analogue à une verrue sur le bord cubital de la main droite, près de la naissance du cinquième doigt. La tumeur a augmenté progressivement de volume. Hémorragies peu abondantes, mais continues pendant plusieurs heures à différentes reprises.

A l'examen, on voit une tumeur framboisiforme, rénitente, élastique, du volume d'une cerise, pédiculée, ayant l'aspect d'un champignon, nettement mobile sur les plans sous-jacents.

Aucun renseignement étiologique.

Le 27 juin, le professeur Poncet enlève d'un coup de ciseaux la peau qui entoure le pédicule avec la tumeur qu'elle supporte.

La malade part guérie quelques jours après.

MM. Sabrazès et Laubie ont fait une étude intéressante et approfondie d'un cas de botryomycose qu'ils ont observé à Bordeaux et que nous reproduisons :

Observation XI

(Resumée)

(Sabrazès et Laubie. — *Archives générales de médecine*, novembre 1899)

Vincent A... cinquante-neuf ans, manœuvre travaillant sur les quais, se présente à la consultation de l'hôpital Saint-André pour une petite tumeur bourgeonnante qui s'est développée sur la face palmaire de la deuxième phalange du médius droit. Rien de particulier dans les antécédents. Le malade n'est pas en contact avec des chevaux ou des animaux malades.

Il y a deux mois, une esquille de fer pénétra dans son doigt; il l'enleva, mais quatre ou cinq jours après le doigt devint chaud, douloureux et tendu. La peau s'ulcéra et, par un seul orifice fistuleux, il s'écoula en assez grande abondance du pus jaunâtre mêlé de stries sanguinolentes. Pas de traitement. Trois semaines après, un bourgeon se forma au niveau de la plaie et atteignit progressivement les dimensions actuelles.

Au début, cette tumeur inflammatoire était le siège de sensations subjectives de battements. Elle fut cautérisée au fer rouge par le docteur Peyre et recouverte d'alun calciné pendant quinze jours. La tumeur devint végétante sans que le malade cessât de travailler; il n'y eut pas d'applications d'acide phénique.

Le 25 juillet 1898 on trouve, au niveau du médius droit, sur la face palmaire de la deuxième phalange, une production polypoïde, framboisée, ayant les dimensions d'une fraise des bois émergeant des profondeurs de la peau ; le revêtement cutané lui forme une collerette arrondie. La tumeur a un diamètre de 14 millimètres ; elle est pédiculée, à bords mousses ; autour du pédicule existe un étranglement en sillon ; la lésion présente une teinte violacée, un aspect gaufré et comme ridé, dû à l'empreinte du pansement. Il se produit à la surface une exsudation de sérosité claire, sanguinolente, ne formant pas croûte (la tumeur est sous pansement humide depuis la veille).

Le pédicule est comme enchâtonné par l'épiderme autour duquel la tumeur fait hernie. Celui-ci se présente sous la forme d'un rebord corné, évasé, véritable collerette saillante de 2 m llimètres de hauteur, présentant de nombreuses incisures sur les côtés, et des sillons qui lui donnent un aspect godronné. Il se dégage une odeur fétide de pansement sale ; le point d'implantation n'est ni douloureux ni infiltré ; la compression fait sourdre un peu de sérosité. On a au doigt la sensation d'une production charnue ayant la consistance du muscle en contraction ; il n'y a jamais eu de douleurs ni traînées lymphatiques ; on sent un ganglion du volume d'un grain de blé au-dessus de l'épitrochlée et quelques petits ganglions dans l'aisselle des deux côtés ; sensibilité normale autour et à la surface de la tumeur qui saigne abondamment aux moindres piqûres. La tumeur est perméable au rayon X et dépourvue de tout corps étranger.

Le malade ne présente aucun symptôme de tuberculose ou de syphilis ; ses artères sont légèrement athéromateuses ; il y a un léger nuage d'albumine dans les urines; pas de sucre.

La tumeur est enlevée, en comprenant dans l'incision la collerette susdécrite.

A la fin du mois de septembre, la guérison est complète.

Examen microscopique et cultures. — Le néoplasme est bourgeonnant, à pédicule court, ressemblant à un petit champignon. Rouge, violacé superficiellement, il est d'un blanc nacré à la face profonde : il est limité en dehors par un hérissement papillaire de la peau avoisinante. Les saillies épidermiques qui coiffent les papilles sont minces, allongées, rappelant les papilles filiformes de la langue. On détache en totalité la tumeur qui affleure, sans l'intéresser, la région des gaines, et qui adhère profondément. A la coupe, la tranche est succulente, lardacée, d'autant plus blanche qu'on pénètre au centre du néoplasme. On ensemence la partie incisée. Sur les frottis et dans les fragments dissociés, on trouve des cocci ronds, groupés en amas irréguliers ou par deux, et de très rares bacilles grêles, dont quelques-uns se décolorent par le Gram. Après action de la fuchsine phéniquée, diluée, ces formes bacillaires apparaissent arrondies aux deux bouts et d'une longueur variable.

Le culture sur gélatine et sur gélose a fourni : 1° un staphylocoque doré faiblement chromogène ; 2° une bactérie mobile polymorphe, se colorant par le Gram, formant des colonies opaques très découpées, arborescentes sur les bords, appartenant au genre *proteus ;* 3° des bacilles coliformes, mobiles, ne prenant pas le Gram, et dont les colonies sont plates et translucides.

Examen microscopique. — La tumeur est bordée par une enveloppe croûteuse, interrompue par des foyers hémorragiques qui pénètrent cemme un coin dans sa profondeur ; ce revêtement croûteux est fourni par des cellules mortifiées du stratum corneum et lucidum.

Sous cette croûte on voit des capillaires sanguins gorgés de sang accumulés par places.

Le corps de la tumeur est constitué principalement par des foyers de cellules conjonctives, allongées, placées bout à bout, dirigées dans le même sens ou légèrement obliques et montrant des phases de division. Dans les points où les cellules sont le plus allongées, des faisceaux fibreux sont interposés entre elles ; il y a alternance de foyers conjonctifs ayant subi l'évolution fibreuse avec des amas de cellules fixes plus jeunes, au milieu desquelles on trouve des leucocytes polynucléés et à noyaux polymorphes.

On voit dans la trame du néoplasme quelques traînées régulières de fibres musculaires lisses.

Il y a moins de vaisseaux au centre qu'à la périphérie de la tumeur.

Le pédicule a la même structure que la tumeur, et c'est à sa base qu'on trouve le plus grand nombre de glandes sudoripares. Autour de ce pédicule existe une collerette papillomateuse.

Dans les coupes on trouve : 1° des staphylocoques en amas et en petit nombre, les uns à la périphérie, les autres au centre de la tumeur ; 2° de très rares bacilles isolés, colorés par le Gram ; 3° au niveau de la croûte, quelques rares bacilles décolorés par le Gram.

MM. Sabrazès et Laubie arrivent aux conclusions suivantes :

Le nodule inflammatoire, *granulome hyperplastique*, développé sur une plaie banale d'un doigt produite par un corps étranger métallique, ne saurait être différenciée, morphologiquement et histologiquement, de l'affection décrite sous le nom de botryomycose.

Cette maladie n'est pas une *mycose*, aucun des agents microbiens décelés dans la lésion n'appartenant au groupe des champignons inférieurs.

Ce granulome hyperplastique serait l'aboutissant d'une inflammation microbienne banale et ne relèverait pas d'un agent spécifique mycosique; on devrait le rapprocher de l'esthiomène, de certaines formes de chéloïdes, etc.; il présenterait les plus grandes analogies avec les tumeurs fibro-muqueuses développées peu après la naissance, aux dépens des reliquats du cordon enflammé, au niveau de la cicatrice ombilicale.

Le botryomices n'est pas un champignon inférieur, mais un microcoque qui s'identifie avec le staphylocoque doré.

Observation XII

(*Résumée*)

Sur un cas de botryomycose siégeant à la face dorsale de l'annulaire droit. – Observation prise à l'Hôpital Laennec, dans le service de M. le docteur Reclus.

(Lenormant, *Gazette hebdomadaire*, février 1900)

Félicia L..., trente et un ans, brodeuse, début en juillet 1899 ; la malade a constaté alors une petite croûte de la grosseur d'une tête d'épingle à la face dorsale de la phalangette de l'annulaire droit, au voisinage de la sertissure unguéale. Au bout de huit jours, la croûte aurait grossi et pris l'aspect d'une verrue.

Au commencement d'août, il se produit des phénomènes inflammatoires très nets, élancements se propageant à tout le doigt ; peut-être même y aurait-il eu un peu de lymphangite et d'adénite axillaire.

8

Le 3 août, hémorragie assez abondante, évaluée par la malade à un verre à bordeaux ; le sang provenait de la base de la tumeur.

L'application répétée de cataplasmes de fécule de pomme de terre amène un gonflement rapide de la tumeur, qui, en vingt-quatre heures, atteint le volume d'une noisette, qu'elle a conservé depuis. Exsudation à la surface de liquide purulent et fétide. Légère hémorragie à chaque pansement. A partir de septembre, plus d'hémorragie ; la malade fait des pansements à la poudre d'alun et au quinquina ; le suintement persiste.

Le 22 novembre 1899, la malade vient à l'hôpital, et on observe une tumeur du volume d'une grosse noisette, siégeant à l'endroit indiqué, et présentant tous les caractères d'un botryomycome typique.

La tumeur est enlevée au bistouri, après anesthésie à la cocaïne. Guérison complète. Pas de récidive. L'examen histologique est fait par M. Dor (de Lyon), qui trouve une néoplasie nettement d'origine sudoripare, c'est-à-dire une néoplasie adéno-fibreuse sudoripare.

La recherche du botryomyces a été également positive : on retrouve les amas muriformes caractéristiques.

Au point de vue étiologique, on remarque ce fait important que la malade a fait, en août 1898, un séjour à la campagne, chez un boucher, qui avait des chevaux, des bœufs et des moutons ; elle couchait sur une paillasse et faisait tous les lits de la maison, remuant quatre paillasses par jour ; elle était exposée à se piquer les doigts, par suite de son métier de brodeuse.

Observation XIII

(Résumée)

Botryomycome siégeant à la face dorsale de l'auriculaire droit, au voisinage de la sertissure unguéale (Observation rédigée par le porteur de la tumeur, P. A., étudiant en médecine, vingt-quatre ans).

(X. DELORE, Gazette des hôpitaux, 12 juin 1900)

Pas d'antécédents personnels. A dix-huit ans ce jeune homme montait fréquemment à cheval et soignait ses chevaux. A cette époque, il s'est fait une légère égratignure sur le côté interne de l'auriculaire droit, à un millimètre en dehors de la gouttière unguéale, au niveau de l'extrémité postérieure de la portion libre de l'ongle.

A cette égratignure a fait suite une petite tuméfaction de la grosseur d'une tête d'épingle, indolore, lisse, revêtue par une peau de couleur normale, dure à la palpation, non pédiculée, se confondant sans ligne de démarcation avec la peau environnante.

Cette petite tumeur est restée à l'état stationnaire pendant un an environ.

A cette époque, la tumeur augmente de volume et devient de la grosseur d'un petit pois; la peau qui la recouvrait avait une apparence parcheminée L'arrachement de cette cuticule était suivi d'une hémorragie notable et souvent difficile à tarir. Les jours suivants, la tumeur se recouvrait d'une croûte noirâtre qui tombait cinq ou six jours après faisant place à une nouvelle couche cornée sans trace d'ulcération. Pas de douleurs. Cet état dura quatre ans environ.

En février 1899, le malade ayant essayé d'arracher la cuticule, aucune hémorragie ne s'ensuivit, mais la tumeur augmenta rapidement; le malade s'aperçut qu'elle était pédiculée à son centre, reposant sur un godet nettement limité.

La surface de la tumeur n'était plus lisse et unie, mais grenue, ne présentant aucun suintement. Dans le lit où elle reposait, au contraire, se trouvait un léger suintement séreux qui devint plus tard un peu purulent.

La tumeur devint le siège d'une douleur vive, et la température du malade s'éleva notablement. Le bras présentait des traînées de lymphangite avec inflammation notable des ganglions axillaires.

C'est dans cet état que le malade s'est présenté à la clinique du professeur Poncet, en avril 1899.

La guérison complète a été obtenue un mois environ après l'ablation.

Résultats éloignés : excellents. Aucune récidive à signaler en mai 1900.

L'examen histologique pratiqué par M. Dor a montré qu'il s'agissait d'un botryomycome typique tout à fait au début, dans lequel l'épiderme n'a pas encore desquamé. Cet épiderme est seulement décollé, soulevé et surmonté d'une couche de corne.

Observation XIV

(Résumée)

(Reverdin et Julliard (*Revue médicale de la Suisse Romande,* novembre 1900)

Femme de trente-cinq ans. La tumeur siégeait à la paume de la main gauche, de la grosseur d'un pois, avec les caractères habituels des tumeurs botryomycosiques. Elle était formée d'un tissu lardacé, rougeâtre, dense, fibreux, présentant au centre une petite cavité de la grandeur d'une tête d'épingle.

Le résultat de l'examen histologique et bactériologique fut la confirmation du diagnostic par la constatation des amas muriformes, volumineux, colorables, par la méthode de Gram, qui sont la caractéristique de la botryomycose chez l'homme et chez le cheval. Un cobaye inoculé eut un ganglion qui s'abcéda au bout d'un mois et dans lequel on retrouva des botryomyces. Les cultures donnèrent des résultats analogues à ceux observés par Poncet et Dor.

Cette observation présente un grand intérêt par suite de l'inoculation faite au cobaye, dans le ganglion abcédé duquel les auteurs retrouvèrent des botryomyces, résultat qui n'avait pas été obtenu par les autres expérimentateurs.

Observation XV

(Résumée)

Botryomycome de la face palmaire du petit doigt.

(X. Delore et Gauthier. — *Gazette des Hôpitaux,* 8 novembre 1900)

Marguerite G...., cinquante-huit ans, cultivatrice. Obèse, porteur d'un goître; a eu, il y a un an, des accidents myxœdémateux ayant cédé à l'emploi de la thyroïdine.

En juin 1900, se piqua à la main gauche avec une épine à la face palmaire de la première phalange du petit doigt. Un léger suintement séreux s'établit au niveau de la piqûre; au bout de deux ou trois semaines, un petit bourgeon charnu fit issue au dehors, augmentant de volume; au commencement d'août, le bourgeon charnu avait les dimensions d'un noyau de cerise; pas de douleur spontanée. Pas d'applications de topiques irritants ; pansements boriqués. Essais infructueux d'arrachement de la part de la malade.

Le 3 août, on aperçoit à la région indiquée une petite tumeur rouge, légèrement saignante au contact, implantée dans le derme par un pédicule court, de la dimension d'une grosse plume de perdrix. Autour de ce pédicule, l'épiderme est jaunâtre et durci. La consistance du bourgeon est dure ; pas de douleur ; la flexion du doigt est un peu limitée.

Ablation aux ciseaux ; petite hémorragie en nappe, pansement compressif. Cicatrisation définitive au bout de trois semaines.

Le 5 octobre. Guérison parfaite.

L'examen histologique, fait par M. Thévenot, a laissé voir les caractères décrits par Poncet et Dor.

La présence des amas typiques de botryomycose agglomérés entre eux comme les grains de raisin dans une grappe a été reconnue ; elle a été confirmée par M. Dor.

C'est surtout la constatation de la présence des masses muriformes qui fait l'intérêt de cette observation.

Le docteur Brault a fait connaître deux observations de botryomycose, observées à Alger, complétées par un examen microscopique et bactériologique, et que nous relatons ci-dessous.

Observation XVI

(Résumée)

(J. BRAULT. — *Bulletin et mémoires de la Société de chirurgie de Paris,* 19 juin 1901.)

Mme M..., trente ans, brune, vigoureuse, blanchisseuse ; s'est piquée, il y a deux mois, à l'index droit. Depuis est survenu un panaris, « mal blanc » au dire de la malade. Un peu plus tard, au bord interne de cet index droit, est poussée une petite tumeur assez sensible, saignant au moindre contact ; les hémorragies peu abondantes ont été souvent prolongées ; la malade a fait « brûler » plusieurs fois la tumeur par un pharmacien, mais la récidive a eu lieu.

Le 10 avril, la malade porte au bord interne de l'index droit, à la hauteur de la partie moyenne de la phalangette, une tumeur de la grosseur d'un pois, rougeâtre, élastique, rénitente, présentant en son centre un petit caillot ; la tumeur est sessile ; à son pourtour, l'épiderme éclaté forme collerette. Aucun renseignement ne permet de penser que la malade ait donné des soins à des équidés.

La tumeur est enlevée d'un coup de ciseaux ; hémorragie assez intense, cautérisation et pansement compressif. Guérison. Pas de récidive.

Examen histologique. — La tumeur fixée par le sublimé a été traitée par la méthode de Borrel, puis incluse dans la paraffine ; coloration au Gram-Nicolle ; le néoplasme a une structure analogue à celle des bourgeons charnus (au point de vue microscopique, la tumeur présentait une dureté tranchant avec la friabilité ordinaire des bourgeons charnus). Il s'agit d'un tissu granuleux, à stroma fibreux très développé ; la tumeur est parcourue par de nombreux vaisseaux embryonnaires ; à la périphérie surtout, on observe l'élément capital : des masses muriformes de dimensions très variées ; examinées à un fort grossissement avec l'objectif à immersion, ces touffes semblent duveteuses à leur surface ; elles restent fortement colorées par le Gram.

Examen bactériologique. — Les cultures restées très pures sont très semblables à celles que l'on obtient avec le staphylocoque.

En bouillon de bœuf peptoné, il y a eu d'abord un certain trouble, puis un dépôt au fond du tube, sans que le liquide se clarifie d'une façon absolue.

Sur pomme de terre à 37° : cultures jaune orangé qui ont pâli à la longue.

Une seule fois la liquéfaction en forme de tulipe s'est produite sur gélatine ; celle-ci s'est liquéfiée lentement, sans odeur désagréable à la surface ; de temps à autre il s'est formé une légère pellicule grisâtre.

Sur gélose : traînée épaisse « tœnioïde », irrégulière et festonnée sur ses bords.

Les cultures, laissées à la température moyenne de 20°, paraissent légèrement plus jaunes que celles qui demeurent à l'étuve à 37° ; ce caractère a été des moins accentués ; des cultures poussées à l'étuve ont été mises à la température du laboratoire, et réciproquement ;

dans aucun cas le caractère de différenciation donné par Poncet et Dor n'a paru bien éclatant.

L'examen microscopique d'une préparation colorée au violet de gentiane montre des cocci isolés ou réunis deux à deux ou en grappes. Ces cocci restent colorés par le gram.

Résultat des inoculations. – a) Rat blanc, inoculé le 31 mai en plein testicule avec une culture en bouillon datant de deux jours. Nécrose totale du testicule en trois semaines environ; le magma caséiforme qui remplace le testicule renferme des micrococques à l'état pur; cultures semblables à celles dont on était parti.

b) Un rat est castré le 19 juin et le moignon de castration souillé avec les débris testiculaires du rat précédent; l'animal n'a rien présenté.

Observation XVII

(*Résumée*)

(J. BRAULT. — *Bulletin et Mémoires de la Société de chirurgie de Paris*, 19 juin 1901.)

Femme maltaise, soixante-deux ans, examinée le 12 mai 1901. Pas de contact direct avec les équidés. S'est blessée, il y a trois semaines, avec une écharde de roseau au pouce de la main gauche; il est survenu un « mal blanc »; quelques jours plus tard, à la même place, apparaissait une tumeur.

Cette tumeur arrondie, de la grosseur d'une aveline, est un peu pédiculée, surtout en haut; l'épiderme forme collerette au pourtour; un peu plus bas, on remarque une saillie en forme de plateau; au centre du néoplasme, un petit pertuis donne un peu de pus bien lié.

Ablation au bistouri; sérieuse hémorragie en nappe; cautérisation à la teinture d'iode; pansement compressif: main mise en position élevée dans une écharpe.

La tumeur est dure, rougeâtre, élastique et arrondie présentant, volume à part, les mêmes caractères que celle de l'observation précédente.

Les préparations faites avec le râclage de la tumeur ne laissent voir que des micrococques tantôt isolés, tantôt plus ou moins agminés.

Examen histologique et bactériologique. — Au point de vue de la structure, la tumeur est sensiblement analogue à celle de l'observation précédente ; mais, plus jeune, elle contient beaucoup moins de corps muriformes.

Cultures. — Gélatine. — Liquéfaction lente, petits grains isolés en boule le long du trait de piqûre, pellicule à la surface, liquéfaction un peu en forme de calice, mais sans que ce caractère soit d'une netteté parfaite.

Bouillon. — Trouble d'abord, s'éclaircit au bout de quelques jours, dépôt au fond du tube.

Gélose. — A 20° poussent très lentement ; à l'étuve, culture rapide et étendue. Pas de changement appréciable quand on inverse le milieu thermique.

Pomme de terre. — Belles cultures, arrondies, jaunes, rappelant par leur couleur celle de la sarcine orange, pas d'odeur spéciale.

La malade, revue plusieurs semaines après, n'a pas eu de récidive.

Résultat des inoculations. — *a)* Cobaye femelle inoculé dans les mamelles le 31 mai avec culture sur gélose. Trois abcès tardifs, deux au niveau des mamelles infectées, un autre plus haut sur la partie gauche de l'abdomen. Pus blanc laiteux contenant seulement des micrococques, cultures semblables à celles obtenues avec la tumeur botryomycosique ; l'animal a présenté, quelques jours après l'inoculation, un peu de paralysie du train de derrière, mais pas de septicémie.

b) Rat blanc inoculé le même jour en plein testicule avec la même culture. Nécrose partielle du testicule au bout de quelques semaines. Cultures absolument semblables aux cultures mères.

C'est surtout la présence des masses muriformes (botryomyces) dans les deux cas, caractéristique des lésions botryomycosiques, qui fait l'intérêt de ces deux observations. L'examen bactériologique et l'inoculation à un cobaye ou à des rats, ne permettent que très difficilement, comme nous l'avons déjà vu en faisant l'étude expérimentale de la botryomycose, de savoir si réellement on se trouve en présence d'une culture de botryocoque ou de staphylocoque.

Baracz (Przeglad lekarski 1901) a observé et enlevé, chez une petite fille de douze ans, une excroissance caractéristique ayant l'apparence d'un polype botryomycosique et qui s'était développé en quatre mois sur le pouce gauche. Au point de vue histologique, la tumeur se présentait comme un myco-fibrome et non comme un adéno-fibrome. Les cultures ense-mencées donnèrent des colonies de streptocoque et de sta-phylocoque blanc, qui, inoculées au chien, au chat et au cheval, donnèrent des abcès spontanément guérissables. L'auteur arrive à la conclusion que ce qu'on appelle le bo-tryomycome chez l'homme n'est pas causé exclusivement par un botryocoque spécifique, mais il se demande si c'est le strep-tocoque ou le staphylocoque qui constitue la cause de la maladie.

M. le docteur Thiery a présenté un cas de botryomycose à la séance de la Société de chirurgie du 20 juillet 1898, et un malade atteint de botryomycose de l'index à la même Société, dans sa séance du 26 février 1902. Les renseignements inté-ressant ces malades et les observations auxquelles ils ont donné lieu n'ont pas encore été publiées.

MM. Savariaud et Deguy ont communiqué à la Société anatomique de Paris, dans sa séance du 12 avril 1901, deux cas de botryomycose humaine. « Dans le premier cas, il s'agit d'une jeune fille qui avait vu croître, dans l'espace de quelques semaines et sans cause apparente, une petite tumeur pédiculée, recouverte d'un enduit pultacé, grosse comme un pois, sur le bord muqueux de la lèvre inférieure.

» Le deuxième cas a trait à un jeune homme qui, à la suite d'une entaille qu'il s'était faite avec un couteau, vit apparaî-tre sur la face dorsale du pouce une sorte de bourgeon charnu, largement pédiculé et entouré d'une rigole circulaire rappe-lant un peu l'aspect d'une grosse papille caliciforme et du diamètre d'une pièce de cinquante centimes.

9

» Dans les deux cas, l'examen histologique et bactériologique montra qu'il s'agissait de botryomycose telle que l'ont décrite MM. Poncet et Dor dans leur différents mémoires.

» D'après l'un d'entre nous (M. Deguy), c'est à tort que les auteurs précédents ont assimilé ces sortes de tumeurs à une fibro-adénose sudoripare, ce qu'ils ont pris pour des tubes de glandes sudoripares n'étant que des vaisseaux de nouvelle formation. L'absence de glandes sudoripares au niveau du bord rouge de la lèvre semble un argument péremptoire en faveur de cette interprétation.

» Au point de vue bactériologique, M. Deguy conteste la spécificité du microbe prétendu pathogène, le micrococcus botryogène que Rabe a décrit dans le champignon de castration du cheval. Ce botryocoque a la plus grande similitude avec le morocoque d'Unna, qui n'est lui-même qu'une variété de staphylocoque. Ainsi donc, botryocoque, morocoque et staphylocoque, ne seraient qu'un seul et même microbe sous des aspects un peu différents. Du reste, cette question fera l'objet d'un mémoire détaillé.»

Cette étude n'a pas encore été publiée.

Chambon (Thèse de Lyon, 1897) rapporte le fait suivant, qui laisse supposer que la botryomycose humaine a été observée en Allemagne presque en même temps qu'en France et en Hollande. « A l'époque du Congrès de chirurgie (séance du 18 octobre 1897), M. le docteur Dor, causant à M. Darier de la botryomycose, ce dernier lui annonça qu'à la Conférence internationale de la lèpre, tenue à Berlin en octobre 1897, un savant allemand dont il ne put lui donner le nom avait présenté des préparations de botryomycose de la joue chez une femme. Toutes les recherches auxquelles nous nous sommes livré pour retrouver cette observation dans les diverses re-

vues de dermatologie sont restées infructueuses. Il est donc
probable qu'elle n'a pas été publiée. »

Observation XVIII

(Résumée)

(CARRIÈRE et POTEL, *Le botryomycome. Presse médicale*, 17 mai 1902)

Jeanne X..., travaille dans une filature de lin. Se fit il y a deux mois
une section de l'index sur un pot ébréché contenant de la colle de
pâte. La plaie, longue d'un centimètre et demi, occupait la face dorsale de la troisième phalange de l'index. Peu de suppuration. Cicatrisation complète en douze jours. Un mois après apparut un petit bourgeon sur la cicatrice, saignotant, ayant acquis le volume d'un pois.
La tumeur augmente peu à peu de volume.

À l'examen on constate la présence sur la région sus-indiquée d'une
tumeur grosse comme une noisette, d'un rouge vif, sessile, saignant
au moindre contact. Pas de douleur à la pression. Pas d'engorgement
ganglionnaire ni réaction inflammatoire périphérique. Anesthésie à
la cocaïne. Ablation. La cicatrice ne présente rien d'anormal six mois
après.

Examen microscopique. — La tumeur, vue à l'œil nu sur les coupes,
a l'aspect d'un champignon à pied très large. Le derme ne paraît pas
se continuer avec la périphérie de la tumeur. Le centre présente des
radiations en éventail.

Hypertrophie papillaire très prononcée de la peau avoisinant la
tumeur, d'autant plus manifeste qu'on se rapproche du néoplasme.
Réaction inflammatoire manifeste du tissu cellulaire sous-cutané, surtout au voisinage des papilles hypertrophiées. Au niveau de la base
d'implantation de la tumeur, on note : 1° une prolifération très mar-
quée des cellules de la couche kératodermique ; 2° des altérations des
cellules du corps muqueux.

En examinant la tumeur proprement dite, de la périphérie vers le
centre, on voit que les couches normales du derme ont disparu au
centre, mais qu'elles existent sur les parties latérales. Il existe à la
périphérie une mince couche kératinisée épaisse de 10 à 15 μ, de
laquelle partent des travées, constituées par des fibrilles très fines

convergeant vers le centre de la tumeur. Entre les mailles de ces travées, existent de nombreuses cellules de nature variée. Il n'y a pas
d'amas muriforme. Le tissu ainsi constitué forme à la périphérie une
couche d'un millimètre environ, dont les limites profondes forment
des prolongements volumineux, simulant grossièrement les papilles
normales du derme.

Le centre de la tumeur est constitué par du tissu embryonnaire,
organisé, fibroïde, sans fibres élastiques, dans lequel on trouve des
cavités plus ou moins irrégulières, de dimensions variables, qui sont
vides pour la plupart, et dont la paroi est constituée par des cellules
épithéliales à noyaux bien colorés, souvent en voie de karyokynèse.
Les cavités et les cellules qui les bordent sont séparées des tissus de
soutènement par une paroi propre très apparente.

Les glandes sudoripares qu'on trouve dans le tissu cellulaire sous-
cutané présentent une hyperplasie tubulaire et une prolifération des
cellules épithéliales.

Les différentes méthodes de coloration ont permis d'apercevoir des
staphylocoques dans toutes les parties de la tumeur, surtout dans les
parties profondes au niveau du pédicule, localisés de préférence autour
des culs-de-sac glandulaires.

On n'a pu faire ni culture ni inoculation.

Observation XIX

(Résumée)

(CARRIÈRE et POTEL. — Le *Botryomycome*. — *Presse médicale*, 17 mai 902)

X..., caissier, trente-cinq ans. Il y a un mois, il s'est élevé sur
le médius gauche une vésicule très petite assez sensible ; le malade
essaya de la détruire, mais, au bout de quelques jours, apparut une
petite tumeur comme une tête d'épingle, très sensible, qui augmenta
malgré l'application de cataplasmes.

On voit sur la face dorsale de la seconde phalange du médius une
tumeur framboisée, rouge vif, grosse comme un pois, pédiculée, faisant peu saillie ; les tissus environnants sont déprimés en cuvette ;
dans le sillon intermédiaire existe du pus.

Section du pédicule très douloureuse, saignant abondamment ; cautérisation au thermocautère. Pansement humide. Cicatrisation rapide, pas de récidive.

L'examen anatomo-pathologique a été absolument semblable à celui de l'observation précédente.

Les auteurs disent que, d'après la structure, il s'agit de fibro-adénomes sudoripares analogues à ceux décrits par Poncet et Dor.

Nous devons à l'obligeance de M. le docteur Abadie, chef de clinique chirurgicale, les trois observations suivantes, inédites, dont les deux premières ont été recueillies dans le service de M. le professeur Forgue. L'examen histologique et bactériologique a été pratiqué par M. le professeur Bosc :

Observation XX

(Inédite)

(Recueillie dans le service de M. le professeur Forgue par M. le docteur Abadie, chef de clinique.)

N..., trente ans, entre le 24 juillet 1901 dans le service de M. le professeur Forgue. Depuis quatre mois, sans traumatisme initial, s'est lentement et progressivement développé sur la face dorsale de la main droite, à la naissance du sillon qui sépare les têtes des deuxième et troisième métacarpiens, une tumeur peu saillante ; peu à peu elle s'est ulcérée et a pris une forme sphérique. L'évolution a été indolore. Actuellement la tumeur, du volume d'une noisette, est de forme légèrement conique ; elle est étranglée à sa base, et sa surface, lisse, rougeâtre, saigne facilement.

Opération. — Anesthésie à la cocaïne. Incision elliptique circonscrivant largement la base d'implantation. L'excision se fait aux ciseaux dans le tissu cellulaire sous-cutané. Suture aux crins de Florence. Réunion par première intention.

Examen macroscopique. — La tumeur est de forme conique, du volume d'une noisette, formée par une base large supportant, à son sommet, une partie arrondie, saillante, étranglée à sa base, du volume d'un pois chiche, à surface lisse.

Une coupe verticale montre que la partie saillante arrondie est fournie par une masse homogène, gris rosé, dure et présentant des stries qui vont vers la profondeur. Sur la surface de la coupe, une bande un peu plus claire, de très légère épaisseur, représente un reste de la couche épidermique. Cette dernière s'épaissit dans les replis qui marquent la base de la saillie et prend un aspect papilliforme.

Examen histologique (fait par M. le professeur Bosc). — La tumeur a été coupée avec son pédicule et la partie papillomateuse qui formait collet saillant autour de ce dernier.

La tumeur proprement dite, examinée dans son ensemble, est formée par des travées conjonctives disposées irrégulièrement et souvent en forme de tourbillons s'anastomosant plus ou moins les unes aux autres et limitant ainsi des espaces de dimensions très variables ; les travées sont formées ordinairement de cellules conjonctives allongées réunies en faisceaux ; mais, à mesure que l'on va vers le pédicule, ces faisceaux sont plus épais et sont avec des placards et des travées de tissu conjonctif adulte lamelleux.

Les espaces limités par les faisceaux de cellules conjonctives sont formés par un tissu lâche rappelant la structure du tissu muqueux. Cette trame muqueuse est en relation avec de nombreux vaisseaux, et ses mailles sont souvent bourrées de cellules embryonnaires qui se disposent en amas plus ou moins serrés, ordinairement périvasculaires. Certains de ces espaces ont subi une dégénérescence muqueuse presque totale ; une dégénérescence de même ordre et pour ainsi dire massive atteint également de nombreux placards de tissu conjonctif lamelleux.

Au niveau du pédicule, comme dans toute la tumeur proprement dite, aussi bien dans les espaces de structure muqueuse que dans les parties où abondent les placards de tissu conjonctif dense, il existe un nombre très considérable de cavités arrondies ou irrégulières et parfois tellement rapprochées qu'elles reproduisent l'aspect d'un tissu angiomateux.

A un fort grossissement on se rend compte que les faisceaux de cellules conjonctives qui parcourent la tumeur sont le plus souvent dirigés par des vaisseaux dont le périthélium est fortement épaissi. Ce sont les ramifications de ces vaisseaux qui pénètrent dans les espaces muqueux et en forment la trame résistante. Les cavités dilatées qui criblent la tumeur sont des vaisseaux très augmentés de volume ; leur périthélium est le plus souvent épaissi et leur forme une couronne conjonctive ; leur endothélium est hypertrophié et souvent proliféré.

Aussi à un examen superficiel pourrait-on prendre certaines de ces cavités pour des culs-de-sac glandulaires dilatés. Il n'en est rien en réalité et on s'en convainc facilement pour peu que l'on suive la genèse de ces cavités.

La tumeur est enveloppée partiellement par un revêtement malpighien qui envoie des prolongements cellulaires dans la profondeur ; sur les deux tiers de la tumeur on n'en trouve plus trace ; en ces points et sur une profondeur assez grande, le tissu tumoral est formé par des mailles du tissu muqueux infiltré de leucocytes et aboutissant à la dégénérescence granuleuse. Au delà de cette partie on ne constate que les prolongements épithéliaux formés de cellules vacuolisées difficiles à reconnaître, toute la couche malpighienne superficielle ayant disparu. A mesure que l'on approche du collet, celle-ci devient plus épaisse, mais est fortement vacuolisée et réduite à une faible épaisseur par la desquamation nécrosique.

Près du collet et à son niveau, l'épithélium prolifère activement dans la profondeur et forme de volumineux bourgeons d'aspect papillomateux typique ; vers la surface, la couche malpighienne très épaissie subit à sa surface un processus assez actif de kératinisation ; le stratum granulosum y est très développé. Par places quelques tendances à la formation de globes épidermiques.

Le tissu dermique sous-jacent à cette prolifération papillomateuse du collet forme une couche épaisse qui va se confondre avec le pédicule de la tumeur. Il est constitué surtout par de larges rubans ou placards de tissu conjonctif lamelleux renfermant de nombreux vaisseaux dilatés. Autour de ces vaisseaux apparaît une trame plus claire, d'aspect muqueux qui peut s'agrandir en îlots assez volumineux, ou des cellules embryonnaires nombreuses se tassent souvent pour former des amas plus petits cependant que ceux de la tumeur et du hile.

Dans cette couche dermique du collet, on note un assez grand nombre de glandes sudoripares. Dans la partie la plus éloignée de la tumeur, elles n'ont subi aucune lésion ; elles sont simplement entourées de nombreuses cellules embryonnaires. A mesure que l'on s'approche de la tumeur, les divers culs-de-sac glandulaires s'entourent d'un tissu muqueux à mailles lâches qui les sépare et les isole de plus en plus. En même temps ce tissu muqueux périglandulaire s'infiltre d'amas embryonnaires et peut subir jusqu'au contact de la glande une dégénérescence totale. Ainsi peuvent s'isoler complètement les parties glandulaires qui ne tardent pas à dégénérer à leur tour et à disparaître, mais en conservant jusqu'à la fin des caractères reconnaissables.

Il n'y a aucune relation entre elles et les cavités dilatées qui criblent la tumeur et qui, comme nous l'avons vu, sont de nature vasculaire.

Quand on arrive en plein pédicule et dans le tissu même de la tumeur, on ne trouve plus trace de glandes sudoripares. Nous avons pu simplement trouver un à deux fragments de tubes excréteurs avec leur caractère précis.

En somme, la tumeur est constituée par un *fibrome muqueux d'allure infectieuse,* à revêtement partiellement malpighien et papillaires sans adénome. Les lésions des glandes sudoripares qui existent uniquement dans les parties qui entourent la tumeur ne sont que des lésions par irritation de voisinage.

La *recherche des microorganismes* montre des amas de cocci dans les points dépouillés d'épithélium, mais plus encore dans les parties ou l'épithélium est en voie de nécrose. Ils prennent des formes diplococciques et parfois tétragéniformes. Dans la partie ulcérée et en voie d'invasion leucocytaire et de dégénérescence granuleuse consécutive, ils pénètrent, mais peu profondément, et nous n'en avons pas découvert dans le centre ni dans le hile de la tumeur.

Observation XXI

(*Inédite*)

(Recueillie dans le service de M. le professeur FORGUE
par M. le docteur ABADIE, chef de clinique.)

G..., soixante-treize ans, cordonnier, entre dans le service de M. le professeur Forgue, le 16 février 1902. Il y a onze mois, spontanément, sans traumatisme occasionnel, s'est développé, à la face palmaire de la phalangine du médius droit, une petite tumeur lenticulaire dont l'augmentation de volume a été très lente. Il y a quatre mois, à la suite d'un choc très léger, une ulcération se produit à travers laquelle pousse peu à peu un champignon molasse, rosé, saignant au moindre

contact. Il était du volume d'une noisette, lorsque, il y a trois semaines, une cautérisation fut faite au thermocautère. En huit jours le
champignon se reforme et acquiert rapidement son volume primitif.
Nouvelle cautérisation sans plus de succès. On essaie alors le nitrate
d'argent.

Au moment de l'examen, la tumeur pédiculée, framboisiforme,
noircie par le nitrate d'argent, mais saignant dès qu'on la touche,
semble sortir par une perforation circulaire de l'épiderme. Lorsqu'on
exerce une pression sur un point des téguments immédiatement
voisins, la tumeur fait saillie, et son pédicule apparaît plus nettement,
comme si la tumeur se prolongeait en bouton de chemise sous les
téguments.

Ablation, le 17 février, par une incision elliptique circonscrivant
largement la base d'implantation, et une section aux ciseaux dans le
tissu cellulo-adipeux sous-cutané. La réunion se fait en partie par
première intention, en partie par seconde, à cause de l'écartement
des bords de la plaie dans la région moyenne.

Examen macroscopique. — La tumeur, du volume d'une noisette,
forme un champignon mollase irrégulièrement lobulé ; il s'étale hors
de la peau déprimée en cratère qui lui forme un nid en cupule. Toute
sa partie supérieure est rosée et croûteuse. A la base, existe un
nodule du volume d'un pois, allongé, à paroi lisse, gris bleuâtre,
formé de tissu conjonctif épais. Si l'on écarte le champignon sur un
côté de façon à chercher son insertion, on voit que sa base repose
sur la dépression cupuliforme de l'épiderme, et qu'il n'existe pas, à
proprement parler, de pédicule.

Sur une coupe, l'épiderme fait saillie autour de la tumeur, de façon
à faire le rebord de la cupule, dont le fond peut présenter une légère
prolifération papillomateuse. La tumeur s'étrangle à la base et s'insère
sur la partie supérieure du derme, épaissie, condensée, nacrée. De ce
fond conjonctif épaissi partent des travées nacrées qui divisent la
tumeur elle-même en loges ou lobules de couleur rouge violacé,
sombre, homogène, ressemblant à un œdème hémorragique qui aurait
la résistance de la fibre musculaire. Cette substance élastique com-
primée laisse écouler un liquide rosé. Une ou deux de ces logettes
présentent leur substance ramollie et ont une apparence kystique.

Les travées conjonctives viennent se réunir à l'enveloppe superficielle du champignon qui est sssez épaisse, grise ou nacrée, et paraît
être conjonctive.   10

Examen histologique. — La tumeur est formée par une petite masse arrondie, réunie par un pédicule assez large à une surface papillomateuse formant un godet autour du pédicule.

La tumeur proprement dite est constituée par un tissu fibreux lâche parcouru par des travées anastomosées plus épaisses, surtout marquées vers le pédicule, et dont la direction est gouvernée par des vaisseaux nombreux à endothélium prolifère.

Le tissu lâche qui existe entre ces travées est formé par des cellules conjonctives jeunes, hypertrophiées, anastomosées, limitant des mailles qui renferment des cellules arrondies ou polygonales à gros noyaux. Il subit une dégénérescence muqueuse qui aboutit à la formation de larges espaces remplis de liquide, dans lequel nagent des cellules embryonnaires relativement rares, et limitées seulement par le squelette des vaisseaux.

Vers le hile et en des points disséminés de la surface, les capillaires de nouvelle formation, en s'anastomosant dans tous les sens, forment des mailles plus serrées, remplies de petites cellules embryonnaires. Ces foyers sont, par endroits, assez denses et assez étendus pour constituer de véritables petits granulomes. Dans toute cette région, comme d'ailleurs dans tout l'ensemble de la tumeur, on note des *mast-zellen* en grand nombre.

Les vaisseaux sont, comme nous l'avons dit, très nombreux dans toute l'étendue de la tumeur, où ils forment un réseau serré. Dans les parties où la prolifération embryonnaire est le plus active, au niveau du hile et vers la périphérie de la tumeur, on voit les capillaires dilatés donner naissance à des prolongements vasculaires qui vont s'anastomoser dans toutes les directions. L'endothélium est en prolifération active ; l'on trouve, en effet, d'assez nombreuses figures de karyokinèse dans des cellules endothéliales typiques. Le périthélium est, lui aussi en voie de prolifération, et donne naissance en partie aux travées fibreuses qui forment manchon autour des vaisseaux les plus volumineux. Dans certains capillaires où la prolifération des cellules endothéliales est plus prononcée et où il existe en même temps une hypertrophie très considérable de ces éléments, la déformation est telle que l'on pourrait penser avoir affaire à des dilatations glandulaires. Dans le centre de la tumeur, les vaisseaux forment de volumineuses dilatations qui, souvent voisines, donnent un aspect angiomateux à la coupe.

A un fort grossissement, il est facile de suivre le processus de dégénérescence muqueuse qui aboutit à la fonte des cellules embryonnaires devenues étoilées, et des cellules conjonctives déjà parvenues au stade adulte.

A la périphérie de la tumeur existe un revêtement épithélial de type malpighien. Au niveau du pédicule, cet épithélium proliféré présente de nombreux et volumineux bourgeons qui s'enfoncent dans le derme hypertrophié. Cette formation papillomateuse se poursuit tout autour de la tumeur, mais en s'atténuant à mesure que l'on va vers son sommet, où la couche épithéliale s'étale, puis disparaît au niveau d'une ulcération peu étendue.

Au niveau de la tumeur, la surface de l'épithélium présente une épaisse couche d'exfoliation cornée qui, parfois, s'enfonce assez profondément dans le centre des bourgeons malpighiens. Ces derniers s'enfoncent parfois profondément dans le tissu tumoral, se dichotomisent et envoient plus profondément encore des pointes qui ne sont plus bordées de cellules basales prismatiques, mais de cellules irrégulièrement distribuées et d'aspect embryonnaire ; elles peuvent ainsi former de petits foyers de cellules désorientées qu'il peut être difficile de différencier d'amas conjonctifs embryonnaires.

Vers le point d'ulcération, les cellules malpighiennes subissent à la fois une dégénérescence cornée plus active vers la surface, et dans la profondeur une dégénérescence vacuolaire avec envahissement leucocytaire qui aboutit à leur nécrose et à leur disparition. Au point ulcéré même, il existe à la surface un réseau fibrineux bourré de leucocytes et de détritus granuleux ; la paroi des vaisseaux et l'endothélium subissent également une dégénérescence qui aboutit à des thromboses et à la non-coloration des parois des cellules endothéliales, qui finissent par disparaître.

Nous avons cherché en vain dans toute l'étendue de la tumeur une formation qui fût de nature glandulaire. Ce n'est qu'au niveau de la partie papillomateuse du collet qu'il existait quelques glandes sudoripares légèrement dilatées, mais dont les culs-de-sac étaient déjà séparés par la prolifération conjonctive dans laquelle ils finissent par disparaître.

Il s'agit donc, en somme, d'un *fibrome à dégénérescence muqueuse étendue*, et, si l'on envisage son revêtement épithélial, on peut porter le diagnostic plus complet de *fibro-papillome à dégénérescence muqueuse* ayant beaucoup de ressemblance avec les polypes muqueux des fosses nasales. On peut ajouter que la notion des foyers embryonnaires évoque un processus infectieux comme dans certains fibromes à marche rapide, d'où, en définitive, la dénomination histologique suivante : *fibro-papillome muqueux d'allure infectieuse.*

Examen bactériologique. — (Coloration par le Gram-éosine, le bleu de Löffler , la thionine phéniquée).

On note des amas considérables de micrococoques sur toute la périphérie de la tumeur, mais principalement au niveau et au voisinage de la zone ulcérée. Nous n'en avons pas trouvé trace dans l'intérieur de la tumeur, même dans les tissus qui sont voisins de la zone ulcérée.

Ces amas sont constitués par des cocci assez volumineux entourés d'un halo réfringent. Ils peuvent être réunis deux à deux, et parfois ils présentent un aspect diplococcique très net, leur halo réfringent apparaissant alors avec beaucoup plus de netteté.

Le centre de la tumeur ouvert aseptiquement a été ensemencé sur agar. On a obtenu après un séjour de quelques jours dans l'étuve à 37° une culture ressemblant à celle du staphylococcus aureus.

Nous avons laissé certaines de ces cultures se développer hors de l'étuve ; elles se sont développées lentement et ont pris un aspect un peu plus rugueux que celui des cultures de staphylocoque, mais sans caractère bien particulier

L'examen microscopique de ces cultures n'a permis aucune différenciation d'avec les cultures de staphylocoque.

Observation XXII

(*Inédite*)

(Recueillie par M. le docteur Abadie)

François G..., vingt-quatre ans, de Gallargues (Gard), monte beaucoup à cheval. Souvent en contact avec les chevaux.

Maladie actuelle. — Le 1er décembre 1901, environ, le malade constate la présence d'un petit bouton noir et dur, semblable à ce qui se produit lorsque les téguments ont été pincés superficiellement : surélevure avec ecchymose sous-jacente. Croît peu à peu ; un beau jour les téguments se déchirent et livrent passage à un « bourgeon charnu » qui grossit rapidement. Ce bourgeon est indolore ; il saigne facilement.

Etat actuel, 20 décembre 1901. — A la face palmaire de la main gauche, entre la racine de l'index et celle du médius, à 1 centimètre environ au-dessus de la commissure interdigitale, on voit une tumeur de la grosseur d'une petite noisette, à surface bourgeonnante, ulcérée par places, très vascularisée et d'aspect hémorragipare, qui, par un pédicule très court et large fait saillie à travers une ouverture circulaire à bords nettement tranchés et légèrement épaissis de l'épiderme. Lorsqu'on presse sur les côtés de cette perforation, on fait saillir la petite tumeur comme si elle reposait sur une base élastique sous-épidermique.

Opération, le 20 décembre 1901. — Anesthésie locale à la cocaïne (3 centigrammes). Incision losangique ; ablation d'un losange de peau à grand axe parallèle à l'axe de la main, avec la tumeur, qui, non limitée dans la profondeur, se perd dans le tissu adipeux du derme. Suture. Huit jours après, pansement déplacé, un peu de pus. Éther iodoformé, guérison.

Examen macroscopique. — La tumeur est du volume d'une petite noisette, rose, mollasse, en forme de champignon légèrement lobulé à la surface. Elle est entourée par l'épiderme qui forme autour d'elle un véritable collet surélevé en cratère, à bords taillés à pic par la compression exercée par la tumeur. Si l'on écarte ces bords en dehors, on voit que la tumeur s'enfonce profondément comme dans un puits, sans qu'on distingue de pédicule, la paroi périphérique devenant légèrement bourgeonnante.

Sur une coupe, ces faits sont très nets : on voit l'épiderme et le derme faire une forte saillie et s'enfoncer ensuite vers la base de la tumeur comme si celle-ci les avait déprimés de plus en plus fortement ; on note un petit bourgeonnement papillomateux de cette surface en dedans de l'épiderme, et qui bientôt ulcéré disparaît vers la base de la tumeur. Le derme est très épaissi et induré, mais, de même que l'épithélium, il disparaît au point où s'insère la tumeur. Cette dernière, forme une surface lobulée, de couleur rosée, mollasse, les lobules étant limités par des travées conjonctives grisâtres, nacrées. La tumeur se développe dans le cratère et s'implante par sa base sur le tissu sous-cutané et en cercle sur la partie supérieure du derme. Le tissu conjonctif sous-cutané est plus dense.

L'examen histologique doit être fait par M. le professeur Bosc, et publié ultérieurement.

Nous résumerons en disant que, sur les 22 observations que nous rapportons, un certain nombre nous paraissent absolument indiscutables. Ce sont :

L'Obs. I dont le diagnostic a été confirmé par l'inoculation expérimentale.

Les Obs. XII, XV, XVI et XVII dans lesquelles on a trouvé dans les lésions les grains jaunes caractéristiques.

L'Obs. XIV confirmée à la fois par la présence des grains jaunes et l'inoculation expérimentale.

Dans les autres observations le diagnostic a été porté surtout d'après les allures cliniques de l'affection ; les examens histologiques ont montré des différences dans la structure des néoplasies observées ; les examens bactériologiques ont montré une grande analogie, sinon une analogie complète, entre les cultures obtenues et les cultures de staphylocoque doré, mais nous savons déjà qu'il est fort difficile, au point de vue purement morphologique, de différencier ces deux microbes.

CHAPITRE V

ANATOMIE PATHOLOGIQUE. — NATURE DU
BOTRYOMYCES.

Nous n'avons rien à ajouter à la description macroscopique
des lésions botryomycosiques que nous avons faite au point
de vue clinique chez les animaux ou chez l'homme, et nous en
aborderons immédiatement l'examen histologique, en étudiant
les lésions d'abord chez les animaux, puis ensuite chez l'homme.

I. ANATOMIE PATHOLOGIQUE DE LA BOTRYOMYCOSE
DES ANIMAUX.

1° *Lésions de la peau et du tissu conjonctif sous-cutané.*
— Les auteurs se sont peu occupés de l'étude anatomo-pathologique de ces néoplasmes. Nocard et Leclainche en font,
d'après Johne, une description sommaire : « Les lésions sont
analogues à celles qui sont produites par l'actinomyces. Les
tumeurs récentes sont constituées par un tissu de granulations et entourées par une zone vascularisée. Plus tard,
elles sont constituées par un amas de tubercules fibreux arrondis, présentant un centre ramolli, du diamètre d'une tête
d'épingle à celui d'un pois. On rencontre dans les tumeurs
volumineuses des foyers de ramollissement plus étendus,
contenant un putrilage caséeux ou liquide. La peau et le
tissu conjonctif sous-jacent sont transformés en une masse
fibreuse recouverte par une croûte d'un gris rouge.

» Les logettes creusées dans les tumeurs et les masses ra-
mollies renferment des grains jaune pâle, ressemblant à du
sable fin, constitués par des amas de botryomyces. »

2° *Anatomie pathologique du champignon de castration.* — M. le docteur Dor a été amené à étudier le champignon du cheval à la suite de son étude des botryomycomes
de l'homme ; il en a examiné cinq cas très différents les uns
des autres, et, pour lui, le point de départ de la néoplasie
serait toujours un reste de l'épididyme.

D'après cet auteur, il se produirait au début de la sclérose
autour des canalicules ; si là couche épithéliale interne se
met à proliférer, le tube augmente considérablement de volume et peut atteindre les dimensions d'un porte-plume ; si
au contraire cette même couche épithéliale interne subit un
processus atrophique, le tube se resserre, s'oblitère en s'en-
tourant de tissu fibreux de plus en plus abondant. Dans le
premier cas, les canalicules ayant subi un accroissement
considérable, le champignon paraîtrait criblé de pertuis ;
dans le second cas, par suite de la sclérose péricanaliculaire,
le champignon aurait une apparence fibreuse et homogène.

M. Dor conclut en disant que le champignon de castration est une tumeur développée aux dépens du reste de
l'épididyme et non aux dépens du tissu conjonctif du cordon ;
de plus, la présence de l'épididyme serait nécessaire à la
formation du champignon, et ce serait par les canalicules
épididymaires ouverts que se ferait primitivement l'infection
microbienne.

La façon de voir de M. Dor n'est acceptée par aucun des
vétérinaires qui ont étudié le champignon de castration.

Cuillé et Sendrail disent n'avoir pas trouvé trace des canalicules épididymaires signalés par Dor, et nient le rôle
important que leur attribue ce dernier ; la pénétration du

microbe se ferait simplement par la plaie de castration, sans nul besoin des canalicules épididymaires qui manqueraient dans la grosse majorité des champignons. Ces auteurs ont la certitude d'avoir enlevé la totalité de l'épididyme, dans des cas où la tumeur s'est ensuite développée; ils émettent l'hypothèse que l'inoculation se fait sur la séreuse vaginale et que la tumeur se développe par le bourgeonnement de ses parois.

Ball a fait une étude anatomo-pathologique approfondie du champignon. Pour lui, on distingue deux zones dans le tissu néoformé : la zone centrale est une zone fibreuse dans laquelle on aperçoit des vaisseaux de calibres différents dont les parois sont atteintes par un processus de sclérose, et séparés les uns des autres par une atmosphère conjonctive dans laquelle on voit quelques leucocytes peu nombreux. La tunique interne des vaisseaux laisse voir des cellules conjonctives à noyaux très gros, semblables à ceux des cellules extravasculaires, et des cellules endothéliales redevenues embryonnaires ; l'ensemble de ces cellules présente une fausse apparence épithéliale. On aperçoit dans certains canaux la membrane élastique interne des artères, et parfois des hématies. Dans la zone centrale, il n'existe pas de canalicules épididymaires ni de prolifération épithéliale. Lorsqu'on retrouve le canal déférent, celui-ci se reconnaît facilement.

Tout autour de cette zone centrale s'aperçoit une zone néoformée, zone pathologique proprement dite, remarquable par sa riche infiltration leucocytaire, infiltration d'autant plus accentuée qu'on examine le tissu plus près de sa surface, tandis que dans les parties profondes se trouvent des cellules conjonctives fusiformes disposées en tous sens ou associées en faisceaux. Ce tissu nouveau contient des vaisseaux embryonnaires se dirigeant du centre à la périphérie.

La lésion aurait son origine dans le tissu conjonctivomusculaire du cordon, en particulier aux dépens de l'adventice des vaisseaux, du canal déférent et même de l'épididyme, mais seulement lorsque une partie de ce dernier a été laissée dans la plaie opératoire. Cette opinion est partagée par M. Blanc, professeur d'anatomie pathologique à l'École vétérinaire de Lyon.

Ball et Leblanc ont fait connaître le résultat de l'examen de trois cas de champignon ; c'étaient des tumeurs conjonctives ayant la constitution des bourgeons charnus et ne s'étant nullement développés aux dépens de l'épididyme. Les champignons examinés n'étaient pas de nature botryomycosique.

Ces différences dans les résultats des examens anatomo-pathologique de la funiculite de castration peuvent cependant s'expliquer, si l'on admet que le champignon peut se développer en dehors de toute infection botryomycosique ou autre, et n'être dans ce cas qu'une simple réaction inflammatoire des tissus traumatisés ; que la présence d'une petite partie de l'épididyme tient surtout au mode opératoire ; parmi les nombreux procédés employés pour la castration des solipèdes, en effet, il en est un certain nombre qui exposent plus que les autres à laisser à l'extrémité du cordon une partie de l'épididyme ; il n'y a rien d'étonnant dans ce cas qu'un examen microscopique attentif vienne déceler les vestiges des canalicules épididymaires. Nous croyons cependant que la présence d'une partie de l'épididyme doit favoriser beaucoup la production des champignons de castration.

II. Anatomie pathologique de la botryomycose humaine

La plupart des auteurs qui ont étudié l'anatomie pathologique des botryomycomes arrivent, consécutivement à leurs examens, à des conclusions fort différentes, aussi nous ne pouvons que faire connaître les différentes opinions qui ont été émises.

Dor avait tout d'abord cru que les botryomycomes qu'il avait examinés histologiquement étaient, au point de vue de leur constitution, comparables aux bourgeons charnus ordinaires; mais, plus tard, il reconnut que ce qu'il avait pris pour des vaisseaux embryonnaires n'était que des canalicules altérés des glandes sudoripares. D'après cet auteur, les tumeurs botryomycosiques sont constituées par du tissu conjonctif plus ou moins dense, au sein duquel on aperçoit des lacunes arrondies ou allongées, tapissées ou quelquefois même remplies de cellules présentant des caractères très nettement épithéliaux; ces lacunes ne renfermeraient jamais de sang, les coupes de tissu néoformé auraient les plus grandes ressemblances avec les adéno-fibromes du sein. En examinant la coupe vers la profondeur, les lacunes semblent se modifier et revenir insensiblement au type glandulaire dont elles dérivent. La tumeur se serait donc développée aux dépens des glandes sudoripares et ne serait qu'une néoformation adéno-fibreuse sudoripare; mais ce ne serait pas une hypertrophie glandulaire, puisque le tissu néoformé n'a pas les caractères d'une glande; d'un autre côté, la néoformation ne serait pas une tumeur au sens propre du mot, mais se caractériserait plutôt par une formation d'un tissu nouveau pathognomonique. Aussi Dor propose de créer le néologisme de *fibro-adénose* ou *adéno-fibrose*. Les néoplasies n'ont rien de commun avec les productions inflammatoires banales du staphylocoque et seraient plutôt un fibrome d'origine glandulaire présentant un développement particulier, et caractérisé par la présence de grains jaunes.

Le docteur Bérard, ayant fait un examen histologique du botryomycome enlevé au malade qui fait le sujet de notre observation VI, trouva que cette tumeur était constituée par un tissu conjonctif jeune, absolument comparable à celui des bourgeons charnus ; le tissu en voie d'organisation était creusé d'une infinité de lacunes bordées par une rangée de cellules plates endothéliales et représentant des vaisseaux sanguins de nouvelle formation. Le revêtement de la tumeur était formé par des cellules épidermiques disposées en couches d'épaisseur variable.

Sabrazès et Laubie ont fait un examen anatomique très détaillé de la tumeur qu'ils ont enlevée au malade qui fait le sujet de l'observation XI, et dont nous avons rapporté les points principaux ; la tumeur avait la constitution histologique des bourgeons charnus, présentant moins de vaisseaux au centre qu'à la périphérie. Le pédicule avait la même constitution que la tumeur, et présentait à sa base le plus grand nombre de glandes sudoripares. Pour ces auteurs, là tumeur ne serait autre chose qu'un *granulome hyperplastique* developpé sur une plaie banale.

Pour Brault, les botryomycomes qu'il a examinés avaient une structure analogue à celle des bourgeons charnus, formés d'un tissu granuleux à stroma fibreux très développé, parcouru par de nombreux vaisseaux embryonnaires.

Pour Deguy (communication à la Société anatomique), ce serait à tort que Poncet et Dor ont assimilé le botryocome à un fibro-adénome sudoripare ; ce qu'ils ont pris pour des glandes sudoripares ne serait que des vaisseaux de nouvelle formation. La tumeur de la lèvre inférieure qu'ils ont observée se serait d'ailleurs développée en une région, au niveau du bord rouge de la lèvre, où il n'existe pas de glandes sudoripares.

Carrière et Potel, dont nous donnons un résumé de l'examen anatomo-pathologique (observations XVIII et XIX) disent que les tumeurs qui, cliniquement, se présentaient comme des botryomycomes, seraient des *adéno-fibromes d'origine sudoripare* : ils partagent donc la façon de voir de Poncet et Dor.

M. le professeur Bosc (de Montpellier), ayant fait un examen très complet et très détaillé des tumeurs probablement botryo-mycosiques enlevées aux malades qui font les sujets des observations XX et XXI, et dont nous rapportons tout au long les résultats, dit qu'il n'y a pas d'adénomes, que les lésions des glandes sudoripares qu'il a remarquées ne sont que des lésions par irritation de voisinage, et il définit histo-logiquement les tumeurs qu'il a examinées, l'une un *fibrome muqueux d'allure infectieuse*, l'autre un *fibro-papillome muqueux d'allure infectieuse*.

Ajoutons enfin que, pour Jaboulay, le botryomycome ne serait autre chose qu'un simple bourgeon charnu exubérant.

Si l'on compare les résultats de ces différents examens, on voit que, de même que la funiculite botryomycosique peut se développer chez le cheval sans qu'il reste de l'épididyme dans la plaie de castration, de même les botryomycomes chez l'homme ne sont pas toujours édifiés aux dépens des glandes sudoripares. On ne peut donc pas dire avec Dor que les botryomycomes sont des néoplasies qui, chez l'homme ou chez le cheval, ont toujours pour point de départ un tissu glan-dulaire.

III. — NATURE DU BOTRYOMYCES

Bollinger a appelé botryomyces les amas muriformes qu'il avait tout d'abord pris pour un champignon inférieur ; l'erreur était d'autant plus facile que le botryomyces prend le Gram et se colore par les différents procédés usuels. Nous savons aujourd'hui, d'une façon certaine, qu'il est la preuve de la présence du botryocoque dans les tissus envahis.

Mais quelle en est la nature? On s'est demandé s'il n'était pas une simple transformation du botryocoque par suite de sa pénétration dans l'organisme, ou bien s'il n'était pas au contraire la conséquence de la réaction de ces mêmes tissus, provoquée par la présence du microbe, c'est-à-dire une néoformation produite aux dépens des tissus envahis eux-mêmes.

La question est loin d'être résolue et semble devoir appeler de nouvelles recherches.

Poncet et Dor pensent que les amas muriformes proviendraient des tissus envahis, par suite d'une dégénérescence particulière; ils seraient constitués par l'agglutination de boules qui naîtraient séparément dans une cellule épithéliale; on verrait dans le noyau de la cellule grossir une petite sphérule qui finirait par l'occuper tout entier; le protoplasma de la même cellule diminuerait, et bientôt il ne subsisterait que la boule. Ces boules auraient donc une origine intra-cellulaire, et se formeraient par un processus spécial de dégénérescence décrit en pathologie cellulaire sous le non de *pycnose*. Le nombre de ces boules augmenterait au fur et à mesure que la lésion serait plus ancienne, et ainsi s'expliquerait ce fait, qu'il est parfois fort difficile de trouver des botryomyces dans les lésions récentes.

CHAPITRE VI

ÉTIOLOGIE. — TRANSMISSION. — DIAGNOSTIC
ET PRONOSTIC.

ÉTIOLOGIE. — 1° *Botryomycose des animaux.* — Chez le
cheval, les tumeurs botryomycosiques sont toujours la conséquence d'une infection, qu'il s'agisse de mycofibromes ou de
funiculites. Ces dernières sont le résultat de l'infection secondaire de la plaie de castration par le botryocoque dont la présence est souvent constatée dans les tissus néoformés. L'*enzootie* de champignons dans une même écurie, citée par
Cuillé et Sendrail, que nous avons rapportée en faisant l'étude
clinique de la funiculite, semble en être une preuve certaine.

Quant à l'origine elle-même de l'infection, elle paraît être
indépendante, et du mode opératoire et de l'opérateur lui-
même. Il paraît plus rationnel d'admettre, sans preuve certaine cependant, qu'elle est due aux poussières, soit du lit de
paille sur lequel le cheval a été opéré, soit de la litière de
l'écurie. L'infection se ferait le plus souvent au moment
même de l'opération.

Les mycofibromes sont dus à la pénétration des agents
pathogènes par les excoriations, les plaies, les diverses solu-
tions de continuité de la peau, dans les parties du tégument
qui sont particulièrement exposées aux frottements répétés
des harnais. C'est, en effet, dans ces régions (base de l'encolure, épaules, poitrail) qu'on les observe le plus fréquem-

ment, et la présence de botryomyces dans les tissus indurés ne laisse aucun doute à cet égard. D'ailleurs, les expériences de Rabe, Kitt, de Jong, etc., qui ont pu faire développer expérimentalement des lésions botryomycosiques en faisant des inoculations sous-cutanées de cultures pures de botryocoques, confirment cette manière de voir.

Une observation de Wester (1893) semble également probante : Un cheval présentait, en avant des épaules et du poitrail, des botryomycomes ulcérés dont l'écoulement purulent avait souillé les harnais avec lesquels ils étaient en contact. Ces harnais ayant été placés sur un autre cheval, sain jusquelà, on vit se développer des mycofibromes dans les régions qui supportaient les harnais souillés.

La production des lésions internes ou viscérales se fait, comme nous l'avons déjà dit, par continuité ou contiguité de tissus, à la suite d'un champignon inguinal, par exemple, ou bien par la pénétration directe des germes par les voies naturelles, comme c'est probablement le cas pour les néoplasmes botryomycosiques du poumon.

Transmission du cheval au cheval. — Un cas de *transmission* de l'affection du cheval a été signalé par Rieck en 1894 ; nous en avons déjà parlé en faisant l'étude clinique de la botryomycose. D'après cet auteur, une jument qui, à l'autopsie, présentait des lésions botryomycosiques de l'utérus, aurait été infectée par un étalon porteur d'un botryomycome du pénis.

2° *Botryomycose humaine.* — Chez l'homme, le développement des botryomycomes est toujours consécutif à l'infection d'une plaie superficielle telle que coupure, piqûre, excoriation de la peau, qu'on relève le plus souvent dans les antécédents des malades. Ces lésions ne s'observent guère d'ailleurs que dans les régions le plus souvent découvertes, telles que la figure et surtout les mains, plus exposées aux traumatismes, notamment dans la classe ouvrière.

Le manque d'attention et de soins dans le traitement de plaies toujours bénignes en favorisent certainement l'infection consécutive.

La profession, les contacts plus ou moins directs que les malades ont pu avoir avec des animaux, ne paraissent jouer aucun rôle étiologique ; il paraîtrait nécessaire d'ailleurs que le malade ait pansé des animaux porteurs eux-mêmes de lésions botryomycosiques.

Transmission du cheval à l'homme. — Le seul cas dans lequel la transmission du cheval à l'homme puisse être invoqué, est celui rapporté par Faber et Ten Siethoff (Obs. V), dans lequel le malade, atteint d'un botryomycome de la paupière, avait soigné quelques mois auparavant un cheval porteur d'un champignon botryomycosique.

Si l'on rapproche de ce fait les résultats obtenus par Poncet, Dor et Guinard en inoculant à une ânesse une culture provenant d'une lésion botryomycosique de l'homme, on peut supposer avec raison qu'il y a identité entre la botryomycose humaine et la botryomycose équine, puisque la maladie a été transmise accidentellement du cheval à l'homme, et expérimentalement de l'homme à l'animal.

DIAGNOSTIC. — 1° Chez le *cheval*, ou les autres animaux, le diagnostic clinique n'offre pas de difficultés, les lésions botryomycosiques se montrant avec des caractères suffisamment nets, que nous avons décrits en faisant l'étude clinique ; mais on ne pourra affirmer la nature botryomycosique d'une lésion (mycofibrome ou funiculite) que si la présence des grains jaunes est constatée dans le pus ou dans les tissus néoformés.

12

L orsque les lésions sont généralisées, ou bien affectent un ou plusieurs viscères, le diagnostic sera fort difficile et le plus souvent impossible à porter, à moins qu'il n'y ait coexistence de lésions externes ou d'un champignon inguinal ou intra-abdominal.

2° *Chez l'homme*, le diagnostic clinique, le seul qui nous occupe en ce moment, abstraction faite de la nature de l'infection qui a pu provoquer la formation de la lésion, sera des plus faciles à porter ; l'examen histologique et bactériologique, la présence des grains jaunes pourront seuls confirmer le diagnostic de botryomycose.

En l'absence de grains jaunes, étant donné la difficulté de différencier le botryocoque du staphylocoque, il faudrait avoir recours, comme Poncet et Dor l'ont fait, à l'inoculation à l'âne ou au cheval. Il ne faut pas oublier que parfois, surtout dans les lésions au début, le botryomyces est fort difficile à trouver et qu'on peut être exposé à faire une série de préparations avant de pouvoir l'isoler.

L'évolution rapide de la tumeur, son aspect, les antécédents du malade permettront de différencier le botryomycome des lésions cutanées de la tuberculose, telles que le lupus, la gomme scrofuleuse ; le molluscum fibreux pourrait plus facilement être confondu avec le botryomycome ; il se présente quelquefois, en effet, sous forme de tumeur arrondie, pédiculée, de consistance molle, recouverte de peau normale amincie, du volume d'un pois à celui d'une orange, indolore ; mais le molluscum ne présente jamais l'aspect d'un bourgeon charnu comme le botryomycome ; il n'a pas non plus la même structure.

La différenciation sera facile avec un papillome ou une verrue ordinaire, avec un papillome ulcéré, un épithéliome, un sarcome.

Pronostic. — 1° Chez le cheval, si les lésions sont récentes et, par conséquent, peu étendues, le traitement en étant fort simple, le pronostic sera des plus favorables. Si, au contraire, les lésions sont anciennes, étendues ou généralisées, la guérison peut être très difficile à obtenir. Nous avons vu que des lésions botryomycosiques avaient, quelquefois, nécessité l'abatage de l'animal;

2° Chez l'homme, le botryomycome étant une tumeur des plus bénignes, et la récidive, après une intervention chirurgicale n'ayant jamais été observée, le pronostic sera absolument bénin.

CHAPITRE VII

TRAITEMENT

1° *Cheval.* — Au début, le traitement chirurgical a été le seul employé contre la funiculite ou les tumeurs botryomycosiques.

Thomassen (d'Utrecht) pensa que l'iodure de potassium pouvait avoir, comme dans l'actinomycose, une action spécifique sur le botryomyces. Il essaya, en 1893, le traitement ioduré sur un cheval porteur d'un champignon à la fois inguinal et intra-abdominal, du volume de la tête d'un enfant. Au bout de deux mois la guérison était complète. L'iodure fut administré à la dose de 10 grammes par jour, en deux fois, pendant quinze jours ; la dose fut ensuite abaissée à 6 grammes par jour.

Thomassen institua, avec le même succès, la médication iodurée contre un mycofibrome du poitrail d'un volume énorme, dont la partie centrale seule avait été extirpée, et dans laquelle on avait constaté la présence de nombreux botryomyces ; la plaie chirurgicale avait été simplement pansée à l'iodoforme.

Le traitement devra donc rester chirurgical, chaque fois que l'extirpation sera possible, c'est-à-dire quand on aura à traiter des lésions au début, peu éten lues, ou à une funiculite n'ayant pas dépassé le canal inguinal.

Quand, au contraire, par suite de l'étendue et de la gravité des lésions, l'ablation sera impossible ou dangereuse, on devra administrer l'iodure à l'intérieur à la dose de 10 gr. par jour.

Le traitement sera identique chez le bœuf.

2° *Chez l'homme*, l'extirpation complète et aussi précoce que possible, suivie ou non de cautérisation au thermocautère, est seule indiquée en raison du peu d'étendue et du peu de gravité du botryomycome. Nous avons vu, en effet, dans les observations que nous avons rapportées, que l'emploi de différents moyens palliatifs, tels que cataplasmes, bains, cautérisations superficielles au nitrate d'argent, emplâtres ou topiques quelconques, non seulement n'a pas donné de résultats, mais au contraire a provoqué presque constamment de nouvelles poussées inflammatoires.

CONCLUSIONS

I. — Le nom de *botryomycose* est un nom impropre, la maladie étant une maladie infectieuse due à un microbe, et non une *mycose*. Il a été conservé afin de ne pas amener de confusion.

II. — L'agent pathogène, le *botryocoque* ou *micrococcus botryogenes* ne se différencie que très difficilement du staphylocoque, au point de vue de ses réactions histochimiques.

III. — Le botryocoque pyogène, de même que le staphylocoque, s'en différencie expérimentalement par son pouvoir botryogène, c'est-à-dire par la production de grains jaunes qui, jusqu'à présent, *n'ont jamais été obtenus avec des cultures de staphylocoque* et qui sont caractéristiques de l'affection.

Le botryocoque *seul* provoque la formation de tumeurs caractér'stiques contenant des amas muriformes. Si donc, comme le veulent certains auteurs, il y a identité absolue entre le botryocoque et le staphylocoque, il faut admettre que ce dernier peut, dans certaines conditions et dans certains organismes, notamment chez le cheval, devenir botryogène. C'est un point qui semble devoir appeler de nouvelles études. En attendant, nous sommes obligé de reconnaître qu'il existe une différence entre les deux microbes, tout en admettant, si l'on veut, qu'ils ne sont que deux variétés de la même espèce.

IV. — La nature et la formation du *botryomyces* ne sont

pas encore complètement déterminées. Est-il une transformation du botryocoque dans les tissus, une forme particulière de l'évolution de ce dernier ? Ou bien est-il dû à une dégénérescence particulière (pycnose) de ces mêmes tissus envahis ? La question ne paraît pas encore résolue.

V. — Dans toutes leurs recherches, les auteurs se sont préoccupés uniquement de la morphologie du parasite, sans étudier ses produits de sécrétion, les *toxines* qu'il peut élaborer soit dans les tissus, soit dans les cultures. Peut-être ces produits microbiens pourraient-ils donner la clef de l'identité ou de la non-identité du botryocoque et du staphylocoque. Ce fait nous semble devoir susciter de nouvelles recherches.

VI. — Le botryomyces est très difficile à trouver au sein des néoformations récentes ; on ne le trouve guère que dans les lésions anciennes ; ce fait pourrait expliquer sa présence presque constante dans les botryomycomes du cheval, et le résultat souvent négatif des recherches faites sur les tumeurs botryomycosiques de l'homme, où les lésions sont toujours de formation assez récente.

VII. — Un certain nombre d'observations de botryomycose humaine, dans lesquelles le botryomyces a été mis en évidence, l'inoculation positive de Poncet, Dor et Guinard à une ânesse, semblent bien prouver que, dans certains cas tout au moins, la production des botryomycomes était due à un autre agent microbien que le staphylocoque, puisque celui-ci n'est pas doué du pouvoir botryogène.

VIII. — La présence d'un tissu glandulaire (glandes sudoripares ou vestiges de l'épididyme) n'est pas absolument nécessaire au développement du botryomycome, puisque :

1° chez l'homme on a observé des néoplasies botryomycosiques ne contenant pas de tubes de glandes sudoripares, ou développés dans des régions où ces glandes n'existent pas;

2° Chez le cheval, on a observé des champignons botryomycosiques dans lesquels on n'a pas trouvé de vestiges des canalicules épididymaires.

IX. — Les botryomycomes paraissent dus, aussi bien chez l'homme que chez le cheval, à l'infection secondaire d'une plaie superficielle par l'agent microbien.

X. — Il semble bien y avoir une botryomycose humaine, de même qu'il y a une botryomycose équine.

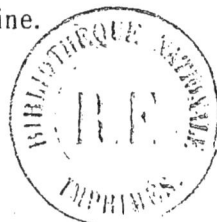

INDEX BIBLIOGRAPHIQUE

BALL. — Pathogénie du champignon de castration (Bulletin de la Société des sciences vétérinaires de Lyon, 1900, p. 296).

BALL et LEBLANC. — Trois cas de champignon de castration (Journal de médecine vétérinaire et de zootechnie, janvier 1901, p. 17).

BARACZ. — Zur Frage der spezifischen Ursache von sogenaunter menschlicher botryomykose (Przeglad lekarski 1901, n° 14, Polnisch). Analyse in Centralblatt für Bacteriologie, t. XXX, n° 1, 1901.

BARANSKI. — Berlin, Archiv. 1889, p. 246.

BAYER. — Zwei Fälle von mycofibrom beim Pferde Œstern. Zeitschr. f. wiss. Veter. IV, 1892, p. 202.

BÉRARD. — Examen anatomique et bactériologique d'un botryomy-come de la paume de la main (Lyon médical, 6 février 1898, p. 189).

BOULEY et REYNAL. — Nouveau dictionnaire pratique de médecine, de chirurgie et d'hygiène vétérinaire, article « Champignon ».

BOULIN. — Botryomycose du cheval (Bulletin de la Société des sciences vétérinaires de Lyon, 1898, p. 15).

BOLLINGER. — Mycosis der lunge beim Pferde (Archiv. f. Path. anat. u. Physiol., XLIX, 1870, p. 583).

— Ueber botryomykose beim Pferd Deutsche Zeitschr. f. Thie-rund XIII(1887, p. 176).

BRAULT. — Deux cas de botryomycose (Bulletin et mémoires de la Société de chirurgie de Paris, 19 juin 1901).

CADIOT et ALMY. — Traité de thérapeutique chirurgicale des animaux domestiques.

CARRIÈRE et POTEL. — Le botryomycome (Presse médicale, n° 40, 17 mai 1902).

CHAMBON. — De la Botryomycose humaine (Thèse de Lyon, 1897).

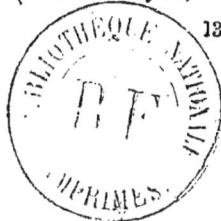

COSTER. — Archiv. f. Thierheilk, XIX, 1893, p. 104.

CSOKOR. — Un cas de botryomycose chez le bœuf (Semaine médicale, 1890, p. 436).

CUILLÉ et SENDRAIL. — Sur la funiculite de castration. — Champignon (Revue vétérinaire, juillet 1899).

DE JONG. — Untersuchungen über Botryomices (Thèse de Leyde, 1899. — Analyse in Recueil de médecine vétérinaire, 1899, p. 308).
— Monatshefte für prakt. Thierheilk, Bd XI Helf., 10 1900. — (Note in Journal de médecine vétérinaire et zootechnie, février 1901, p. 110).

DELORE. — Un cas de botryomycose humaine (Lyon médical, 16 juillet 1899, p. 376).
— Botryomycome du bord cubital de la main droite (Gazette hebdomadaire, septembre 1899).
— Botryomycome siégeant à la face dorsale de l'auriculaire droit au voisinage de la sertissure unguéale (Gazette des hôpitaux, 12 juin 1900).

DELORE et GAUTHIER. — Botryomycome de la face palmaire du petit doigt (Gazette des hôpitaux, 8 novembre 1900).

DOR. — Anatomie pathologique du champignon de castration (Bulletin de la Société des sciences vétérinaires de Lyon, 1898, p. 76).
— Anatomie pathologique comparée de la botryomycose humaine et équine (Congrès de chirurgie de Paris, 19 octobre 1898).

EBER. — Ein Beitrage zür Casuistik der Mycofibrom (Deutsche Zeitsch. f. Thierund, XVIII, 1892, p. 313).

FABER et TEN SIETHOFF. — Botryomycose des oogleden (Nederlanke oogheelkundige bijdragen, juillet 1897) (Thèse de Chambon, Lyon, 1897, et Semaine médicale, 1898, p. 302).

FALLY et LIENAUX. — Tuberculose généralisée chez un cheval porteur d'un botryomycome du cordon testiculaire (Annales de médecine vétérinaire, septembre-octobre 1901).

FRIEDBERGER et FRÖHNER. — Traité de pathologie et de thérapeutique vétérinaires (4e édition, 1896).

FRÖHNER. — Botryomykose des Euters beim Pferde (Monatschefte für Thierheilk, t. VII, 1895, p. 55).
— Botryomykom der Masenschleimhant Id., t. VIII, 1896, p. 98 (Analyse in Revue vétérinaire, 1897, p. 367).

FRÖHNER. — Ueberdie Bedentung und operative Behanlung der Botryomykome beim Pferde (Id., t. VIII, 1897, avec photogr.).

— Ein Fall von generalisirter Botryomykose (Id., t. VIII, 1897, p. 171. — Analyse *in* Revue vétérinaire, p. 368).

— Botryomycose der Euters bei einer stute (Id., Bd VII, 555).

GEDŒLST. — Traité de microbiologie (Bruxelles, 2ᵉ édition, 1899).

GRATIA. — Des mycofibromes ou mycodermoïdes du cheval (Annales de médecine vétérinaire, septembre et octobre 1890, p. 512).

GUNTHER. — Botryomykome in der Leber eines Rindes (Zeitschrift für Fleisch und Milchygiene, octobre 1899, p. 14, 15. Analyse *in* Journal de médecine vétérinaire et zootechnie, 1900, p. 246).

HELL. — Beitrage zur Otiologie der Eiterung beim Pferde (Zeitschrift für veterinarkunde, I, 1890).

HENNENGER. — Ein Beitrag zu deu Raze-Johne'schen abhaudlungen über mykotische Bindegewebswucherungen (Bad thierärztliche mittheil, XXII, 1887, p. 134).

IMMELMANN. — Botryomyces im Euter einer Kuh (Archiv. f. Thierheilk, XIX, 1893, p. 103).

JABOULAY. — Les bourgeons charnus exubérants (Province médicale, 1899, p. 553).

JENSEN. — Ueber botryomykose (Deutsche zeitschr. f. Thierund Bd XVIII, 1892, p. 432).

— Maanedskrift for Dyrl, 1892, p. 321.

JOHNE. — Beitrage zur Otiologie der Infections geschwülst (Bericht u. d. veterinärw im K Sachsen f. 1884, p. 40, et Deutsche Zeitschr. f. Thiermed. XII 1886, p. 204).

— Zur Actinomycose der samestrangen (Deutsche Zeitschr. f. Thiermed., XII, 1885, p. 73).

— Das mykofibrom oder mycodesmoïd des Pferdes (Bericht u. d. veterinärwesen im K. sachsen f. 185, p. 41 ; ibid. f. 1886, p. 48).

— Deutsch. Zeitschrift fur Thiermedicin, XII, 1896.

— Mykofibrom (Lehrbüch der Pathologie anatomic de Birch-Hirschfeld t. I, 1897, p. 400 et 521).

KITT. — Der Micrococcus ascoformans un das mycofibrom des Pferdes (Centralblatt für Bacteriol. III, 1888, p. 167, 107, 246).

— Das Auseinanderkennen von Rotz und Botryomycose (Monatsch. f. prakt. Thiereilk, t. I, 1889, p. 71 ; ibid 1890, p. 11).

Lagriffoul. — Présentation d'une pièce pathogloque (Bulletin de la Société centrale de médecine vétérinaire, 25 avril 1895).

Laurençon. — Botryomycose siégeant sur la face dorsale du pouce gauche, au niveau de l'articulation métacarpo-phalangienne (Lyon médical, 10 juillet 1898, p. 369).

Leblanc. — Les maladies des mamelles chez les animaux domestiques (Paris, Asselin et Houzeau, 1901).

Leclainche. — Médecine moderne, 1894, p. 133.

Legrain. — Botryomycose (Annales de Parasitologie, janvier 1898, et Lyon médical, 22 mai 1898, p. 135).

Lenormant. — Sur un cas de botryomycose siégeant à la face dorsale de l'annulaire droit (Gazette hebdomadaire, février 1900).

Mary. — Etude sur la botryomycose (Archives des sciences vétérinaires russes, 1894. Analyse in Journal de médecine vétérinaire, 1895, p. 360).

M' Fadyean. — Sur la botryomycose et ses lésions métastatiques (The Journal of comparative pathology and Therapeutic, décembre 1900. Analyse in Journal de médecine vétérinaire et de Zootechnie, février 1901, p. 106).

Micellone et Rivolta. — Di una nuova specie di micromicete et di sarcoma nel cavallo (Giornale di Anatom. Fisiol XIV, 1882, p. 20).

Möller. — Lehrbuch der Chirurgie, 1891, p. 378.

Neumann. — Article Botryomycose dans le « Supplément au Nouveau Dictionnaire pratique de médecine, chirurgie et hygiène vétérinaires », octobre 1897.

Nocard et Leclainche. — Les maladies microbiennes des animaux, 2e édition, 1898.

Pedrozzi et Bosso. — Un cas de funiculite mycosique (Giorna della reale Societa ed Academia veteriana italiana, 11 novembre 1894 (Analyse in journal de médecine vétérinaire et zootechnie, nov. 1896, p. 660).

Perroncito. — Giorna. di. med. veter. pratica, 1833. p. 556.

Poncet et Bérard. — Traité clinique de l'actinomycose humaine. Pseudo-actinomycose et botryomycose (Paris, 1898, p. 348).

Poncet et Dor. — Botryomycose humaine (Congrès de chirurgie de Paris, séance du 18 octobre 1897).

— De la botryomycose humaine (Lyon médical, 24 octobre 1897 ; 30 janvier 1898, p. 145 ; 6 février 1898, p. 189).

Poncet et Dor. — La botryomycose (Archives générales de méde- cine, février et mars 1900, pp. 129 et 274).

Rabe. - Ueber Mykotische Bindegensbswencherungen bei Pferden Deutsche Zeitschr. f. Thiermed., XII, 1886, p. 137).

Rafin. — Botryomycose de la main (Lyon médical, 1898, p. 520).

Reali. - Botryomycose chez le bœuf (Clinica veterinaria, 1900, n° 22.
— Analyse in Journal de médecine vétérinaire et zoo- technie, 1900, p. 356).

Reverdin et Julliard. — Un cas de botryomycose humaine (Revue médicale de la Suisse Romande, novembre 1900. - Analyse in Presse médicale, mai 1901, p. 235, et Lyon médical).

Rieck. — Ausgedehnte Botryomycose bei einer Stute (Archiv. f. Thierheilk, XX, 1894, p. 213).

Rivolta. — Guglielmo da saliceto, 1879, p. 145.
— Del micelio et delle varieta e specie di Discomiceti patog. (Giorn. di anatom. fisiol., XVI, 1884, p. 181).

Sabrazès et Laubie. — Non-spécificité de la botryomycose (Archi- ves générales de médecine, novembre 1899, p. 513).

Sand. — Ueber Botryomykose im Euter bei der Stute (Archiv. f. Thierheilk, XIX, 1893, p. 98).

Savariaud et Deguy. — Deux cas de botryomycose humaine (Bulle- tin et mémoires de la Société anatomique de Paris, avril 1901, p. 282).

Schneidemuhl. — Ueber Botryomycose beim menschen und bei Thieren (Centralblatt f. bacteriol. 1898, B XXIV n°s 6 et 7, p. 271-277).

Semmer. — Filzmetastasen in einer Samenstraugverdiekung beim Pferde (Deutsche Zeitschr. f. Thiermed, XII 1886, p. 64).

Siedamgrotzki. — Multiple Mycofibrome in der Kunnellage beim Pferde (Ber. u. d. veterinarv im K. Sachsen f. 1892).

Soula. — Un cas de botryomycose chez le cheval (Revue vétérinaire, 1887, p. 608).

Steiner. — Maanedskrift for Dyrlœger, II, 1891, p. 298.
— Berlin. Thierärzt Wochensch., 1894, p. 46.

Storch. — Ueber ein von der grossen Highmorhöhle des Pferdes ausgehendes Botryomycome (Thierärzt Centralb., XVI, 1893, p. 342).
— Berlin. Thierärzt Wochensch., 1894, p. 224.

Thomassen. — La botryomycose. Un cas de généralisation. Nouveau cas de guérison par l'iodure de potassium (Bulletin de la Société centrale de médecine vétérinaire, 1893, p. 513).

— Traitement de la funiculite chronique (champignon) du cheval par l'iodure de potassium (Bulletin de la Soc. centr. de méd. vétérin., 1895, p. 323).

Vigezzi. — Note sur le champignon de castration (Giorn. di anatom. e fisiol. — Analyse *in* Recueil de médecine vétérinaire, 1898, p. 748).

Wester. — Long. Botryomycose (Tidjschrift voor veeartsenijk, t. XXI, 1894, p. 171).

Wilbrandt. — Ein Fall von hochgradiger Botryomykose beim Schwein (Zeitschr. f. Fleisch und Milchhygien, IV, 1894, p. 3. — Analyse *in* Journal de méd. vétér. et zootech., 1894, p. 367).

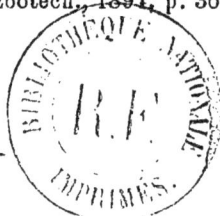

www.ingramcontent.com/pod-product-compliance
Lightning Source LLC
Chambersburg PA
CBHW071517200326
41519CB00019B/5973